失智症照护指南

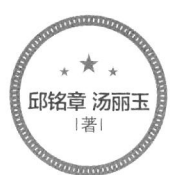
邱铭章 汤丽玉 著

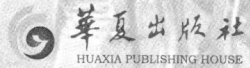

目录

〔推荐序1〕给失智者舒适及有尊严的晚年　◎陈荣基 ………… 1
〔推荐序2〕提升失智者与照护者的生活品质　◎李明滨 ………… 4
〔推荐序3〕欣见台湾本土的失智症照护指南　◎刘秀枝 ………… 6
〔作者序1〕获得肯定之后的再进步　◎邱铭章 ………… 8
〔作者序2〕20年失智症照护经验的精华　◎汤丽玉 ………… 10

前言　他是真的生病了！ ………… 1

原来他不只是老了！ ………… 2
失智症在台湾 ………… 4
家属可能面临的挑战 ………… 8

part 1 准备篇

认识失智症 ………… 2

Q1 我近来常忘东忘西，记忆力似乎减退了，是不是患了失智症？ …… 2
Q2 怎么区分一个人的记忆障碍是失智还是正常老化？ ………… 2
Q3 我想要确定家人是否患有失智，该去医院哪个科室就诊？ ………… 4
Q4 医生会做哪些检查，以确定我家人是否真的得了失智症？ ………… 4

Q5 失智症就是一般人常说的"阿尔茨海默病"吗? …………… 7
Q6 为什么会患阿尔茨海默病呢? …………………………… 15
Q7 我的父亲患有阿尔茨海默病,所以我老了也会失智吗? ……… 16
Q8 哪些人容易得失智症呢? ………………………………… 16
Q9 失智症的初期征兆有哪些? ……………………………… 18
Q10 患有失智症的人会有哪些症状及行为? ………………… 24
Q11 失智症是否有药物能治疗? ……………………………… 25
Q12 除了医生开的药物之外,还有哪些方式可以帮助延缓失智症
    患者的病情恶化? ……………………………………… 28
Q13 听说有疫苗可对付失智症? ……………………………… 32
Q14 失智症可以预防吗?又该如何预防? …………………… 33

了解可供利用的资源 ………………………………………… 38

确定照护方式 ………………………………………………… 44

为自己无力继续照护做准备 ………………………………… 50

part 2
实 战 篇

失智症的照护原则 …………………………………………… 56
1 生活环境熟悉而稳定,生活作息规律 …………………… 56
2 把焦点放在患者的能力与长处上 ………………………… 60
3 引导患者多参与生活事务 ………………………………… 61
4 交付患者简单的工作,开发新的能力 …………………… 65
5 帮助患者维持尊严及价值感 ……………………………… 66

  6 减少与患者的冲突，与他维持良好的沟通 ………………… 69
  7 注意患者的安全，防止意外发生 ………………………… 73
  8 让亲友、邻居了解，家中有失智症患者及其病况 ………… 76
  9 依照患者的独特性及病程，改变照护方式 ……………… 78

问题行为的照护方式 …………………………………………… 80
  情境 1 如果角色是夫妻 ………………………………… 104
  情境 2 如果角色是女儿、媳妇或女性外佣 …………… 105
  情境 3 如果患者在公共场合暴露身体或自慰 ………… 106

日常生活障碍的照护方式 ……………………………………… 113

居家环境安排及注意事项 ……………………………………… 128

限制患者的一些行为 …………………………………………… 137

何时该放手？ …………………………………………………… 142

part 3
自我照护篇

面对家人罹患失智症的历程 …………………………………… 150
照护者面临的压力 ……………………………………………… 156
照护者十大心理调适 …………………………………………… 161
  1 我健康，患者才健康！ …………………………………… 162
  2 有足够休息，才能照护好患者！ ………………………… 163

3 支援愈多，愈能事半功倍！ …………………………………… 164
4 一定有人可以帮助我！ ………………………………………… 165
5 情绪应疏导，不应压抑！ ……………………………………… 166
6 我做的是很有价值的事！ ……………………………………… 167
7 肯定并奖赏自己 ………………………………………………… 168
8 应多与他人交流学习照护技巧 ………………………………… 169
9 写下照护日志，方便他人接手 ………………………………… 170
10 在不影响照护工作的前提下，应有正常的社交活动！ ……… 171

照护者的十大权利 ………………………………………… 174
注意危险征兆及警讯 ……………………………………… 176

part 4
附　录

失智症相关评估方法说明 ………………………………… 182

〔推荐序1〕

给失智者舒适及有尊严的晚年

使用汉字的国家,一向把老年智能减退相关的疾病通称为"痴呆症",至于一般人则用"老番癫""老糊涂"来称呼病人;而精神医学界又由国际疾病分类码的"290"码,将这类疾病直译成"老年期及初老期慢性器质性精神病"。以上称呼不是负面意义太重、对长者不敬,就是太冗长难懂。经过多年努力,目前在台湾已经将老年智能退化疾病改称为"失智症",日本也于2005年年底改称为"认知症"。

随着老年人口的增加,失智症病人也正逐渐增加,据统计,全世界每7秒就会增加一名失智病人;而台湾现在推估约有11万名失智患者,依照全世界每20年倍增的速度来估算,20年后将有20万名,40年后将有40万名以上的失智患者!失智症已经构成各国政府需要关注的重要健康课题,不容忽视,而很多人在面临家中亲人罹患失智症时,则是惊慌失措,不知如何处理、如何照护,更不知如何寻求支持,显见失智症相关的医药、照护信息对社会大众的重要性。

台湾地区在2002年成立了"社团法人台湾失智症协会"（Taiwan Alzheimer's Disease Association, TADA），希望为台湾地区失智症的医疗、照护及研究，开拓更宽广的空间。在不断地努力之下，TADA已于2005年成为"国际失智症协会"（Alzheimer's Disease International, ADI）的正式会员。

本人有幸被推举为TADA的创会理事长，得与老朋友、老同事及新朋友们，一齐为协助失智长者及家属，不断努力寻求资源而努力。为了提供实用的参考工具书，在本会第一任常务理事邱铭章医师（现任理事长）及秘书长汤丽玉护理师的合作下，终于踏出第一步，完成这本大家企盼已久的好书。

本书利用本土的资料与案例，详细介绍各个层面的知识，举凡失智症的临床表现、照护方式、协助资源的所在、如何照护病人及如何照护照护者，都提供了详尽的解说。对失智症有兴趣的人，尤其是家属、照护者及医疗从业人员，本书是一本非常实用的工具书，特为之郑重推荐。

当我们的亲朋好友不幸罹患失智症时，请用爱心来包容他、协助他，他是否记得我们已经不重要，重要的是我们永远记得他，而且珍惜与他相处的每一时刻。"蕃薯不惊落土烂，只求枝叶代代传！"我们要缅怀的是他曾经拥有的过去，要坚强面对的是对当下的他妥善照护，要承诺的是给他一个舒适及有尊严的晚年。希望本书可以提供您这方面的基本知识及最实用的经验分享。

陈荣基

社团法人台湾失智症协会创会理事长

莲花临终关怀基金会董事长

台湾脑中风学会名誉理事长

恩主公医院 / 台北医学大学 / 台大医学院神经科教授

〔推荐序 2〕

提升失智者与照护者的生活品质

失智症是世纪之病,随着老年人口结构的改变而快速增加,依国际失智症协会在 2005 年年底公布的数据显示,全世界每 7 秒钟就出现一位失智症患者,在台湾每年大约有 5800 位新增的失智症个案。

失智症照护的问题涉及广泛层面,少子化的现象使得原本就不容易的失智症照护工作更为严重,因而产生的社会事件时有所闻——数年前一位老太太独自照护失智老先生,老太太身心俱疲,后来罹患癌症在短期内几乎无预警地就走了,留下老先生一个人,子女哀痛又充满罪恶感地接下照护的责任。

数月前一位八旬老富翁烧炭自杀身亡,由其照护之八旬失智老妻被关在房里因两天以上没吃喝而陷入昏迷。这些悲剧并非个案,实务经验和研究都显示,失智症照护者经常出现忧郁情绪,也容易因长期压力、睡眠不足容易产生各种身体疾病。前美国总统里根夫人南希就曾经很深刻地说过这是一个"长久的再见历程（Long Goodbye）"，照护者的孤单、挫折、无力、委屈、哀伤与沉痛犹如永无止境。

台大医院邱铭章医师从事失智症相关的医疗服务与研究将近十年，而本会汤丽玉秘书长则是台湾相当少数从事失智症照护的专业护理师，两人志向一致，将他们临床上照护失智症患者以及协助照护家属的经验合力整理出来，写了这一本《失智症照护指南》。

他们从相当务实的角度切入，避开冗长的医学理论并尽量减少专有名词。希望以最亲切、易懂的方式将照护者所需要的知识以一个又一个案例故事和一则又一则的提醒及小秘诀呈现在读者眼前。不论是对失智症照护者或是失智症照护有兴趣的人，都将是最有参考价值的工具书，更可贵的是本书所提供的信息、观点都是极其珍贵的本土第一手资料。

希望透过这样一本实用的好书可以减轻照护者的负担，进一步做好照护者自我身心健康的预防保健，并同时提升失智症患者的照护与生活品质。

李明滨

社团法人台湾失智症协会名誉理事长

台大医学院精神科暨社会医学科教授

台湾"卫生署"自杀防治中心主任

台北市医师公会理事长

〔推荐序3〕

欣见台湾本土的失智症照护指南

台湾近年来由于人口老化、媒体的倡导以及阿尔茨海默病（老年失智症）药物的研发上市，使得许多失智人口逐渐浮出，到门诊看病。不少医师也加入研究及诊治失智症的行列，并且各自发表文章或出版书册以提供失智症的医疗讯息及照护技巧，然而不免有重复或疏漏之处。市面上也有不少翻译自国外的失智症照护手册，内容虽然详尽，但因风俗民情律法不同，让国内读者在参考之余，总觉得似有"隔靴搔痒"之憾。

很高兴看到原水文化适时地推出本土的《失智症照护指南》。作者邱铭章医师致力于失智症的研究与医疗多年，累积丰富的临床经验；汤丽玉秘书长长期推动失智症患者的照护及家属支持团体，有许多宝贵的实务心得，由他们两位共同执笔，真是最佳的组合。

本书内容非常完整，除了在"准备篇"中阐述正确的医疗观念，"实战篇"中更提供各种实用技巧，巨细靡遗地介绍各种失智症患者可能出现的状况及应对方式。一篇篇活生生的案例与解说，透过生动的文笔，体贴人心。相信家中有失智长者的人读了一定感触良多，或心有戚戚焉，或恍然大悟，更多的会感到受益良多。特别的是书中对于照护失智症的人选考虑，为自己无力继续照护时作准备，令人困扰的财产信托和法律问题，以及何时该放手（不等于放弃）等也都有很具体的建议。

对于想了解失智症或担心自己会得失智症的人，以及照护失智症的医疗人员，这是一本不可多得的好书。尤其家中有失智长者的人更可把此书放在身边，有问题时可随时翻看，一定会从书中得到启发，从而减轻身心的不少负荷。

刘秀枝
前台北荣民总医院一般神经内科主任
阳明大学兼任教授

〔作者序 1〕

获得肯定之后的再进步

还记得在写第一版作者序的时候，只觉得完成《失智症照护指南》是一个使命，认为照护家属应该需要这样的一本指引或教学手册，即使叫好不叫座也没有关系。这本书后来果真得到了来自我工作单位的肯定（台大医院 1996 年教材著作优良奖），也获得国家卫生单位的奖励（国民健康局 2007 年健康好书中老年健康组推介奖），更想不到这么快就要出增订版了。除了心头上享受到被肯定的喜悦外，肩头上更增加了一份想要使这样一本指南更好、更完整的责任感与压力。

因此在增订版里，除了参考很多热心的同道专家、照护家属与读者所提供的诸多宝贵建议和指教，进行除错与修正外，我们也把一些包括流行病学数据、药物与非药物治疗的进展做一些更新报道。其中药物治疗方面除了讨论到合并治疗的可能性与疫苗的发展外，也提供了台湾市面上现有的各种失智症药物的图片信息。非药物治疗方面，我们报告了台湾失智症协会对于早期失智症患者所进行的介入团体的成果，以鼓励照护家属让早期患者尽量把握参加各种活动的机会，期望能进一步维持患者的功能。

我们又根据这几年临床上累积的经验，增列了"陪伴失智长辈者出外旅行的要领与注意事项"以及"与失智患者外出用餐时的贴心小提醒"的两篇短文。这是在门诊中家属询问次数很高的照护相关问题。毕竟享受美食或愉快的旅行，对于提升患者照护品质或照护者的生活品质有很大的帮助。我们在书中也特别再一次提醒照护者，失智症的照护方法需要因患者的人格特质或照护者本身的个别差异而调整，以及因为失智症分期与失智症种类的不同，在照护重点与技巧上要有所选择。

在社会与医疗资源上，除了数据的更新外，我们也加入了亚太国家地区失智症协会的信息，试图对亚太地区的华文读者提供服务。在法律方面我们也提供了2009年年底台湾要开始实施的"监护与辅助宣告"新制度的相关信息。相较于以往只有禁治产宣告，这样的改变与信托方式的增加，较能保障失智症患者的权益，也是一种人道上的进步。

此外，本次的改版除了数据内容的增加与订正，在原水文化不计成本的大力支持下，放大版面及字体，更方便年长者的阅读。在此特别要感谢原水文化抛开商业考虑，让这一本有意义的书，能够为帮忙照护失智症患者与照护家属而继续发光发热。

邱铭章
台大医学院神经科教授
社团法人台湾失智症协会理事长

〔作者序2〕

20年失智症照护经验的精华

许多人问我,为什么我如此投入失智症的照护工作?我的答案是:"这是上帝的安排!"

1989年陪丈夫赴美念书,我除了照护他和女儿之外,同时选修了"压力心理学"的课程,期末作业我挑了"精神疾患家属压力"为作业主题。查询数据时令我十分讶异,因为跑出来的资料竟然有7成以上都在谈失智症家属的压力。当年在台湾没有"失智症"这一名词,连"痴呆症"也少有人提及,我满脑子问号,难道台湾没有这问题吗?于是回到台湾后,我选择了"痴呆症老人照护负荷"作为我的硕士论文主题(当时我的论文口试委员即是陈荣基教授及周照芳副教授)。

1990年我在台北地区走访了85个家庭,这些家庭的失智者照护经验深烙我心里。原来,不是台湾没有失智老人或是家属照护没压力,而是没人注意到这是需要被关心的议题。好几位爷爷奶奶的眼泪牵引着我后来的发展,接着1991年至阳明大学担任专任讲师，仍从事失智症相关研究，1996年在阳明医院带领失智症家属教育支持团体，1998年离开阳明大学到康泰医疗教育基金会，从事失智症电话咨询、家属团体、照护训练班以及记忆门诊咨询工作。之后陆续于各地带领家属团体、照护训练班，于养护机构中带领失智老人怀旧团体、督导机构失智症照护工作，到近年带领轻度失智病友支持团体并创设"瑞智学堂"。失智症的工作令我着迷，从家属、老人及工作人员身上，我学到许许多多宝贵经验，我成为最大受益者。

在陪伴每一位家属的历程中，从开始时家属谈到照护的点点滴滴而泣不成声，到后来变得胸有成竹，且成为其他家属的支持者，我感受到这工作的价值与满足感；在陪伴失智长辈怀旧的历程中，从长辈原本不太说话、表情呆滞，到在团体中能笑着述说往事，我心中真是感动；在陪伴养护机构工作同人的历程中，从抗拒带领失智长辈活动，到能享受其中，且和我一样着迷；不知不觉因着失智照护工作，我结交了许多好朋友。

这将近20年的点点滴滴经验，因着邱铭章医师的热诚，与原水文化的协助，将精华整理于此书中，期盼能对所有失智症照护者有所帮助，降低些许照护困扰，多一些释怀。

感谢所有家属们的分享与支持，您们是我的老师！感谢康泰医疗教育基金会叶炳强医师及同人们，帮助我学习成熟的家属工作。感谢陈荣基教授和周照芳老师的指导与支持，让台湾失智症协会能顺利成立，并加入国际阿尔茨海默病协会成为正式会员，2009年更是荣幸地当选国际阿尔茨海默病协会理事，这是对全台湾从事失智症防治照护工作者的肯定。感谢邱铭章医师在这十年来给我的指导与协助。

感谢全家族的一路支持！

感谢上帝！

汤丽玉

社团法人台湾失智症协会秘书长

前言

他是真的生病了!

65岁以上的老人当中,约有5%～6%患有失智症,
随着年龄愈高,失智症患者比例增加速度愈快。
失智症会逐渐恶化且无法恢复,
照护失智症患者成了路途遥远的挑战。
唯有清楚知道将面临哪些挑战,
才能有所准备、积极应对。

原来他不只是老了！

　　刚刚跟老伴吵完架的陈妈妈气呼呼地一屁股坐在沙发上，回想着前一刻老伴找不到自己的皮夹，竟问陈妈妈说是不是被她拿走了，陈妈妈极力否认，陈老先生却坚称一定是陈妈妈把它藏起来了。然而就在10分钟后，陈老先生在自己的书桌上找到了皮夹，就若无其事出门去了，留下陈妈妈一个人生着闷气。

　　更讨厌的是，最近类似这样陈老先生找不到东西、却认为是陈妈妈拿走的情况，已经连续发生好几次了。"找不到自己的东西又爱怪别人，真是老番癫！"陈妈妈口中喃喃自语，顺手翻开茶几上的报纸，想要忘掉刚刚的不愉快，却瞥见报纸上斗大的新闻标题："失智婆婆指媳妇偷窃，媳妇愤而告上法院"，细读之后，发现新闻中描述的情节与最近发生在自己老伴身上的情况好类似：同样都是时常找不到东西，然后怪是别人拿走或偷走，事过之后却又像若无其事一般。陈妈妈心想："难道老伴儿也像新闻中的主角一样，得了失智症吗？"

　　如果您也曾发生与上述案例类似的情形，您一定会有很多疑惑：

什么是失智症？

怎么确定我的家人是真的患了失智症，而不是因为"老了"？

罹患失智症有哪些征兆？

患了失智症会"怎样"？

失智症怎么治疗？

失智症在台湾

失智症早期称"痴呆症",这个充满负面语意的名词已改为较正确的"失智症"。近几年来台湾的老年人口快速增加,据统计,2002年时65岁以上的老年人口数已达总人口的9%,早已超过老年社会的门坎。一般好发于老年人口的疾病,也就愈发受到重视,其中失智症就是一个很明显的例子。

根据世界各国对失智症盛行率的调查,在65岁以上的老年人口中,约有5%~6%的老人患有失智症。且全世界的调查大都显示,65岁以上的老年人口每增加5岁,盛行率就大

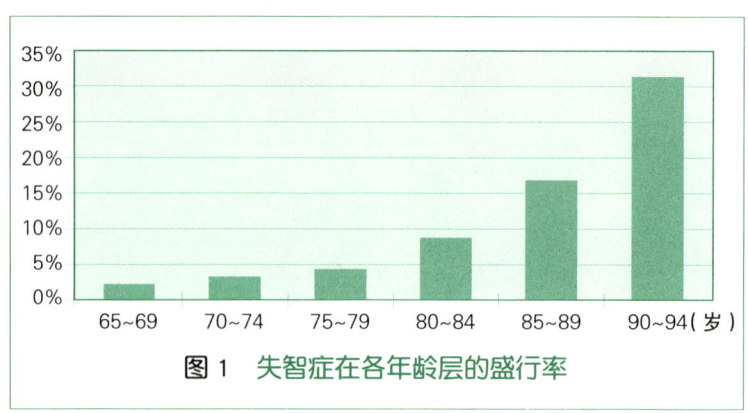

图1　失智症在各年龄层的盛行率

数据来源:此盛行率参考PK Yip, HC Liu, CK Liu and CS Lee 台湾四个失智症流行病学调查,运用Jorm's Model统整运算而得,详细请参考《台湾失智症协会会讯》第9期,第6~7页。

约增加一倍。这个数字具有相当大的意义，因为依这个数字来看，人到了 85 岁或 90 岁时，得失智症的概率高达 1/4 到 1/3！也就是说每 3~4 个人就有一个人患有失智症（详见图 1）。

目前美国大概有 450 万失智症人口，台湾大概在 10 万人上下（详见表 1）。

表1　全世界失智人口统计

国家	2004 年失智人口	2030 年预估失智人口
美国	450 万	770 万
英国	77 万	120 万
日本	170 万	310 万
澳洲	17 万	32.5 万
印度	350 万	700 万
中国台湾	近 10 万	27 万（2031 年）
全球	1800 万	3400 万

数据来源：《Lancet Neurology》《刺络针杂志》，2005.12.17 新闻稿。

2005 年 5 月，国际阿尔茨海默病协会（ADI）的 15 个亚太地区会员国在新加坡召开会议，会中报告亚太地区失智症新病例的数目，预计将从 2005 年的每年近 430 万新病例增加到 2050 年的近 1970 万病例（详见表 2）。

以年龄持续老化的结果，这个比例会再增加。若把人口老化的速度考虑进来，约在 20 年后，台湾大概会有 20 万失智症人口，而在 40 年后，将有高达 38 万人患有失智症（详见图 2）。

表2 ADI 亚太地区和非 ADI 亚太地区盛行率和发生率

（千人）	2005 年		2020 年		2050 年	
	盛行率	发生率	盛行率	发生率	盛行率	发生率
中国(包括澳门特别行政区)	5541.2	1721.0	9596.3	2916.7	27004.4	8269.0
香港	59.7	18.5	109.2	32.6	332.0	99.6
日本	1871.2	570.2	3251.3	983.4	4873.1	1417.7
新加坡	22.0	6.8	52.6	15.7	186.9	56.7
南韩	246.3	75.5	542.2	164.3	1569.9	475.4
中国台湾	138.0	43.1	253.4	76.6	659.3	199.4
泰国	229.1	71.4	450.2	137.2	1233.2	377.0
ADI 亚太地区	12844.3	4005.9	22327.6	6825.2	59910.6	18238.7
非 ADI 亚太地区	859.3	276.2	1399.6	437.1	4730.9	1448.6
地区总计	13703.6	4282.1	23727.1	7262.3	64641.5	19687.3

注："盛行率"是指已发病且仍在患病中的比例；"发生率"则是指每年新发生的病患比例。
数据来源：2005 年 5 月，国际阿尔茨海默病协会亚太地区盛行报告。

所有失智症患者里，有一半以上都是阿尔茨海默病，在一些年龄老化严重的国家如北欧、加拿大等，这个比例可能还更高，甚至高达 80%。

老年人口增加以及老年人口结构的进一步老化，都将使得台湾失智症的盛行率及患者数目增加。且由于高龄血管性失智症患者的死亡率特别高，因此高龄失智症人口的增加将以退化性失智症（如阿尔茨海默病等）为主。

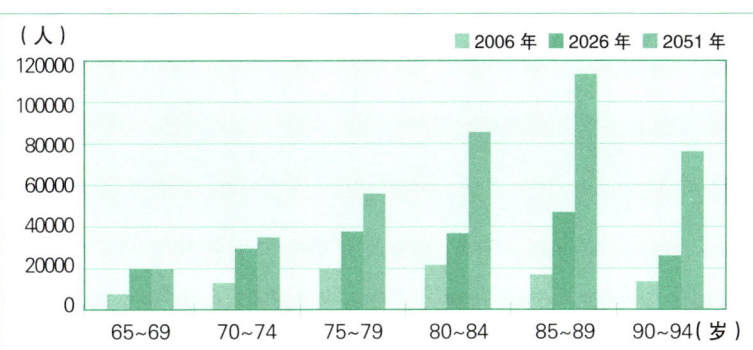

年龄（岁）	65~69	70~74	75~79	80~84	85~89	90~94	总计
2006年5月	8458	12931	12931	22084	17357	13763	94804
2026年推估	19319	29569	38007	37218	47837	25990	197940
2051年推估	19139	34587	54260	84590	113955	75987	381518

数据来源：PK Yip, HC Liu, CK Liu and CS Lee 台湾四个失智症流行病学调查。

图2　台湾失智症人口统计

家属可能面临的挑战

当经医师诊断,宣布您的家人罹患"失智症"时,您一定感到惊慌失措。医生可能告诉您,失智症一旦发生,就无法阻止及复原,因此接下来带患者就医、照护病患等工作,就必须要有人来进行。接着您可能从亲朋好友口中或报纸杂志上得知,照护失智症患者就像长期抗战,照护者可能需要面对前所未有的挑战,导致很多照护者在长期的照护工作之下,感到身心俱疲,甚至变成了"隐形患者"。然而,其实这些"后遗症"是可以避免或尽量减到最低的,前提是——您必须有所准备。

首先,您必须先知道自己可能面临什么问题。

您可能遇到的挑战包括以下几种。

挑战 1　对疾病知识及照护技巧了解不足

没有人能预期自己或亲人会罹患何种疾病,在得知诊断结果的刹那,人们对疾病的了解通常是空白的,例如:

"能治疗吗?"

"治疗有后遗症吗?"

"会威胁生命吗?"

"会遗传吗?"

"如何照护?"

基于对失智症的认识不足,因而会产生焦虑、害怕等情绪。

一般人在一开始时往往也会拒绝接受家人患病的事实,他们会找各种借口或理由来"支持"自己的想法。例如:

"他这么聪明,还可以和人吵架,而且还振振有词,生活也都可以自理,怎么可能有失智症?"

"还好啦,应该没那么严重啦!"……

然而这样逃避现实的结果,一晃眼两三年就已过去,等到某天病患突然把家人当成另一个人,家属才觉得事态严重,难以接受患者不认得自己的事实,开始懊悔当初应该要认真看待患者失智的事。

在开始照护病患时,可能因为不懂得照护技巧,和患者频频冲突而产生许多情绪,例如挫折、沮丧、生气、哀伤等,且病患可能因而没有得到妥善的照护。

有时亲朋好友来探望病患,可能出于关心,因此总是会提出许多建议,例如建议他去看另一位高明的医师、建议吃中药、针灸、请看护甚至求神问卜等,每个亲人带来不同建议,令主要照护者十分为难。部分手足妯娌不但不体谅实际照护者，而且还对其照护方式多加要求与责难，更令主要照护者感到愤愤不平和委屈。

挑战2 对医疗系统及社会资源不熟悉

除非是医疗相关人员，否则一般人对医院的运作是不熟悉的。人年纪大了，便难免要进出医院，但对于"要看哪一科？找哪一个医生？做哪些检查？"往往相当困惑。若患失智症的人是年迈长辈，当必须看门诊时，往往需要出动全家人才能搞定。

若有需要住院则更不用说，办手续、送检查、找主治医师、病房作息常规、医疗专门术语、雇用看护的规定等，都需要逐步了解。

另外，一般人若没亲身碰到家人患病，并不会知道有哪些社会资源可供利用，以减轻自己及家属的负担，因此碰到困难时总是辛苦地独自面对。通常必须透过有经验的亲友、病房中其他家属分享，或医院社工人员及护理人员主动告知，否则家属总得自行摸索、走了一大段冤枉路，才能逐渐摸清楚有哪些资源可用。

挑战 3　照护责任的分担不均

如果患病的是配偶，则另一半通常责无旁贷地担负起照护责任。若患病的是父母、长辈，则女性、没工作、没家务事、住得近的家庭成员，往往"理所当然"地成为主要的照护者，但他不见得有照护的意愿，勉强的结果将破坏家人关系，且影响照护质量。

有的家庭中，子女能分工合作，共同分担责任，有些负责照护、有些负责陪同患者就医、有些提供经济支持等，但有许多家庭仍出现照护工作分配不均、照护者觉得不公平的状况。例如嫁出门的女儿说要照护公婆，无力照护父母；未婚的儿子忙于事业没时间；媳妇说要照护小孩且和公婆不亲……

大部分家庭都会有照护父母意愿较高的子女，但其他子女若没有分担的共识，长期一个人承担的结果将导致主要照护者身心俱疲、手足关系破裂。

此外值得一提的是，把照护责任与父母财产的分配相提并论是常见的现象，这两件事摆不平，常伤及手足情感。失智父母因缺乏判断力，财产可能被某子女操控，演变成手足对簿公堂的不堪局面。

对生活及工作的冲击

一旦配偶患病,则另一半可能因为原本规划的退休生活被破坏,而衍生出失望、生气等情绪。例如夫妻两人原本可能计划退休后要一同游山玩水,或是偶尔到国外探望儿女、孙子,但现在计划全都泡汤了;另一种状况是以往家务事都是太太一手打理,现在做先生的得样样学着自己做,倍感辛苦。

若生病的是父母,则子女可能必须把原本住在他处的父母接过来同住,因而改变了原本小家庭的生活模式。为了照护父母,与配偶、子女相处的时间相对减少,加上工作的繁重压力,可能会影响夫妻间感情的维系,对子女的成长与学习也无暇顾及,长时间衍生出许多家庭问题。

在现实中,先生强迫太太辞职以照护公婆,导致太太要离婚;为了照护父母,夫妻间口角不断……案例比比皆是。

有些照护者一边上班、一边照护父母,中午要回家准备中餐、临时出状况必须停下工作赶去处理、须经常请假带父母就医,长期下来无法专心工作,影响工作表现。有些父母住在乡下,不愿搬到城市让子女照护,子女也难割舍事业回乡照护父母,面临两难的处境。

挑战 5　角色的冲突及不适应

配偶原是相互依赖、相互扶持的，现在一方生病了，另一方顿失依靠，产生极度的不适应。例如原本备受先生呵护的太太，一旦先生失智了，可能容易因而对先生发脾气，气他为什么生病、让她独自一人过日子。

照护者常有好几个不同的角色，每一个角色都有其任务工作。面对失智父母，做"子女"的要照护长者生活起居大小事；面对自己的孩子，做"父母"的要辅导子女作业、关心子女交友情形、陪伴子女成长、维护子女身体健康；面对先生，做"太太"的要准备全家人三餐、关心先生工作情形、陪伴先生滋养两人情感；在上班的人，偶尔需要加班，或上班时间还要处理家中事务。一个人的体力是有限的，这么多的角色常会顾此失彼，让照护者觉得事情永远做不完，一天24小时不够用。

另外，昔日高高在上、拥有权威的父母，今日变成需要子女来帮他洗澡、穿衣、洗脸等，子女唯恐伤及父母的自尊，心态上颇难调整，处境十分艰难。在角色的转换上，双方都需要一段时间才能适应。因此，在照护上需多维护长者隐私、顾及长者尊严，方可避免失智者负面情绪反弹。

挑战 6 心力及体力的耗损

照护历程中，照护者的情绪是复杂的，焦虑、担忧、挫折、生气、委屈、罪恶感、孤单、哀伤、无力、无望、忧郁等负面情绪，会在不同的时间交替出现。辞去工作选择在家照护父母的人，顿时觉得自己社会地位降低，若又没有家人的支持肯定，自我的评价降低，心情将由愤恨不平、委屈转为抑郁。

许多照护者在接下照护重担之后，便逐渐与社会隔离，不参加朋友聚会等社交活动，使得照护历程中的情绪更难以抒发。

有些照护者个性急，做事喜欢速战速决，但是在照护失智患者时为了避免引起患者的情绪反弹，必须配合患者调整步调，往往令照护者感到强烈挫败。有些照护者超爱干净，但失智患者可能随地吐痰、大小便、无法保持干净，令有洁癖的照护者难以忍受。有的照护者做事一板一眼，但因为照护失智患者需要很大的弹性，所以也会需要较多的调适。

另外，很多家属在承担照护责任前，未经过理性的思考，直到进入照护历程后，才发现并不如想象中轻松。无论是中年子女照护父母，或到老了要照护另一半，照护者经常要放下手边的事务，陪患者漫无目的地外出闲逛，甚至外出寻找走失的患者，长期下来，体力上真的吃不消。而失智患者常半夜起来活动，令照护者无法好好睡觉，长期睡眠不足，精神体力都无法负荷。

当家人罹患失智症已成为事实，我们要针对这个疾病采取更积极的行动。接下来的章节将针对这些挑战，提供应对之道供您参考，以便让患者得到妥善的照护，同时让照护者维持一定的生活品质。

part 1
准备篇

在进入真正的照护工作之前,
您不能不先做功课。
不但要了解失智症,
更要与其他亲友讨论照护方式。
此外,照护工作不能个人单打独斗,
还有很多的资源及支持系统,可供您好好利用,
减轻自己的身体及心理负担。

认识失智症

Q1 我近来常忘东忘西,记忆力似乎减退了,是不是患了失智症?

失智症患者的确会有记忆上的障碍,但是忘记某些事或某些人,并不一定就代表患了失智症。医学上对失智症的定义是:

★ 具有记忆及其他认知功能障碍,并以记忆障碍为主。

★ 其严重程度足以影响其社会及职业功能。

唯有同时符合以上两点,才能被定义为"失智"。失智症并不是指单——种疾病,而是一群症状的组合。失智症必须由专业医生诊断才能确定。

Q2 怎么区分一个人的记忆障碍是失智还是正常老化?

一般来说,年纪大了,记忆功能会比年轻人差,但这是指在"记忆速度"与"记忆容量"上。但一旦老人家真的把事物记到脑子里了,其能力未必就比年轻人差。

平常，大多数人都会有忘记某件事，过了一阵子又会突然想起来的经验。例如，起身从卧室走进厨房，但却忘了自己要到厨房拿什么东西，走回卧室后才又想起来；或者是把菜放进微波炉内加热，但吃到一半或吃完了才想起来还有一道菜在微波炉里。但失智症患者会连"要去厨房拿东西""把菜放到微波炉里"这整件事全部忘记。

在临床上，常会做一种非常简易的记忆测试，例如要求受测者记某三件物品，几分钟之后再询问刚刚要他记的三件物品是什么，失智症患者在受测时，不但无法记得这三件物品，甚至连"做了测试"这件事都完全不记得。

另外，失智症患者记忆障碍的严重度与广度都会比较高，容易健忘，也会不断重复地问问题，所以，与一般老化的记忆衰退还是有差别的。

失智症与正常老化的区别

老化	▲可能突然忘记某件事，但事后会想起来。 ▲若做记忆测试，可能会无法完全记住测试中的物品。
失智	▲对于自己说过的话、做过的事，完全忘记。 ▲无法记住记忆测试中的物品，甚至完全忘记自己做过测试。

Q3 我想要确定家人是否患有失智症,该去医院哪个科室就诊?

目前台湾地区对失智症的诊疗,以"神经科"或"精神科"为主,这两科的医生都拥有诊断失智症的临床能力。虽然将来的趋势是希望能回归社区,也就是让家庭医生或一般的内科医生,都有能力对失智症患者做初步的诊断以及进行长期的照护,但以目前来说,怀疑有失智现象,还是要到神经科及精神科的门诊做诊断。

失智症该去医院哪个科室就诊?

☑ 神经科　　　☑ 精神科

Q4 医生会做哪些检查,以确定我家人是否真的得了失智症?

失智症须由专业医生通过下列各项检测进行诊断。

★ 询问求诊者病史,并且进行详细的身体及神经检查。

★ 进行心智评估。包括:简易智能测试(MMSE)、认知功能障碍筛检量表(CASI)、阿尔茨海默病(Alzheimer's Disease)评估量表之智能部分(ADAS Cog)、绘钟测验(Clock Drawing)、临床失智症评估量表(CDR)。

★ 进行神经影像和实验室检查。

其中主要还是要靠临床的诊断,来确定一个人是否罹患失智症。如同对失智症的定义一样,患者必须符合"具有记忆及其他认知功能障碍,且其严重程度须足以影响其社会及职业功能"的特点。上述"其他认知功能障碍"包括以下几点。

1. 语言能力

无法适当表达或正确使用字词,口语能力变差;听力也受影响,对别人所说的话一知半解,或完全无法理解他人的意思。

2. 视觉空间技巧

对于二度空间(2D)或三度空间(3D)对象的操作有障碍。在日常生活上,可能无法分辨一件衣服的袖子或领子在哪里,甚至把裤子套在头上等。另外,患者在外面常会迷路,找不到回家或去目的地的路,即使是已经很熟悉的路也一样。

3. 操作执行能力

一是失去对事物分类的能力,也就是"类别命名"能力下降。例如,要患者说出"水果名称"或"交通工具的名称",他会回答不出来。

二是当情境有所变化时,患者无法随之改变,在临床上常使用一种"威斯康星卡片分类检查"来做测试，受测者会被要求将卡片以颜色、形状或数目等做分类，而有操作执行障碍的失智症患者，无法按要求做好分类。

此外，有时患者会产生一种所谓的"固着现象"，例如，如果要求他连续做出"剪刀、石头、布"的猜拳动作，患者可能会一直出"剪刀"，无法顺利地变换到下一个动作。

4. 失用症

在运动功能良好的情况下，出现执行上的困难。例如无法使用电话、洗衣机等。

5. 失识症

在感官功能良好的情况下，不认识某些物品且不知道这些物品的功能，例如煤气炉、剪刀等。

6. 计算能力

无法进行简单的计算，例如，去买东西不知该找多少钱回来。

7. 抽象思考能力

无法了解事情或话语背后所代表的意义。临床上常会以常见的俗语或俚语来加以测试。例如，问受测者"青出于蓝胜于蓝""饲老鼠咬布袋"的意思,他们会直接照字面上来解释,而不会去引申这句俚语背后所代表的意义。

在临床上必须综合患者是否有其他神经学或身体方面的体征和症状,以鉴别患者是单纯罹患失智症还是有其他方面的身体疾病。利用排除法来确定患者的失智症是否还有其他致病或加重因子。

进行临床或神经影像学检查的主要目的是找出是否有可治疗性或可逆性失智症＊的可能,如果没有且患者的记忆及认知功能又符合逐渐恶化的条件,则可以诊断为退化性失智症,如阿尔茨海默病。早期诊断可以帮助照护者及早知道患者的情况及日后病情的演变,并作为制订未来照护计划的重要依据。

Q5 失智症就是一般人常说的"阿尔茨海默病"吗?

阿尔茨海默病只是失智症的一种。整体来说,失智症可以分成四大类,分别是退化性失智症、血管性失智症、混合型失

＊可逆性失智症

可逆性失智症是指在造成智能缺损的病因消除之后,智能的状况就可以得到改善。如维生素 B_{12} 缺乏症、甲状腺功能低下等。

智症，以及其他因素导致的失智症。

一、退化性失智症 (Degenerative Dementia)

较常见的有以下 3 种。

1. 阿尔茨海默病

此症由德国医生 Alois Alzheimer 在 1906 年发现，因此以其名为此病命名；它是最常见的退化性失智症，大概占所有失智症的 50%~60%，甚至更高。美国前总统里根即罹患此病。

根据 NINCDS-ADRDA（美国国家神经、传染病及脑卒中研究所—阿尔茨海默病与相关疾病联盟）的诊断标准，阿尔茨海默病须经临床检查、简易心智量表及神经心理检查来确认。同时，必须确定患者无其他系统性疾病或脑部病变可以解释其记忆及认知功能的进行性缺损（也就是排除性诊断）。

阿尔茨海默病的特征是具有两种以上的认知功能障碍，并以记忆功能的持续性恶化为主，且无意识障碍。

其发病年龄为 40~90 岁，最常见于 65 岁以后，平均存活率约为 8~12 年。

此病患者的脑部神经细胞会受到破坏，患者死后的脑部解剖可发现有异常老年斑（淀粉样斑，Amy Loidplaques）及神经元纤维缠结（Neur of Ibrillarytangles）*，脑部会有明显的萎缩，如下图所示。其神经传导递须以乙酰胆碱的减少为主。

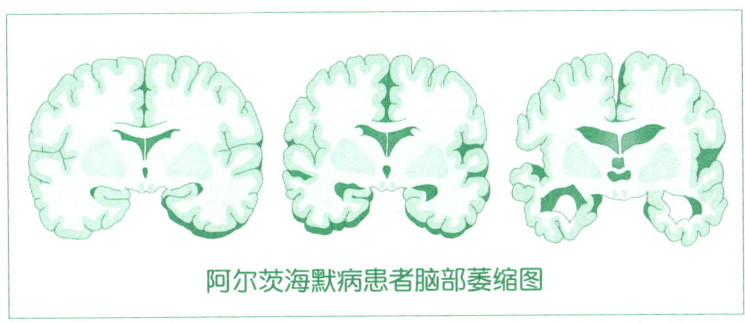

阿尔茨海默病患者脑部萎缩图

此图代表阿尔茨海默病患者脑部萎缩的程度，可看出最右边的大脑明显较正常人小。

2. 路易体型失智症（Dementia with Lewy Bodies）

为第二常见的退化性失智症。特征是其认知功能障碍会影响记忆及其他高级皮质功能（例如，语言、视觉空间技巧、操作及推理等）。患者的认知、日常生活功能时好时坏、起伏变化大，在混乱期或清醒期（Lucid Phase）的检查结果截然不同。症状可能包含以下几种。

★ 鲜明的视幻觉或听幻觉，通常伴有继发性妄想。

---

* 淀粉样斑及神经元纤维缠结

淀粉样斑块主要由一种名为 β 淀粉样蛋白的蛋白质组成，堆积在神经细胞的外部。至于神经元纤维缠结则主要在神经内部被发现，这些神经细胞不仅严重变形，且缠绕成团。

★ 轻度自发性锥体外运动系统*或对抗精神药物敏感**。

★ 重复、无法解释的跌倒或意识障碍。

★ 每次病程持续数周至数月。

其发病年龄为 50~83 岁（平均 75 岁），并以男性患者为多。患者死后脑部解剖同样会发现有神经炎斑，但较少神经元纤维缠结。其大脑之胆素激性神经传导会出现缺陷。

3. 额颞叶型失智症（*Frontotemporal Degeneration*）

其脑部障碍以侵犯额叶及颞叶为主，患者的行为及认知障

---

* 锥体外运动系统

锥体外运动系统的症状与帕金森病的患者类似，例如，会有动作迟缓、肢体僵硬、姿态平衡不良、步履变小、转身变慢甚至身体有单边倾斜、从床上起来会有困难的现象，这些现象在退化性失智症患者身上也会看到，例如阿尔茨海默病末期或是额颞叶型的初期或中期等，不过不像在路易体的患者身上那么明显。路易体型失智症的患者尤其常会发生一些莫名、无法解释的跌倒。

** 对抗精神药物敏感

传统的抗精神药物的成分主要是多巴胺的阻断剂或拮抗剂，多巴胺拮抗剂常会造成锥体外运动系统的副作用，尤其在路易体型失智症患者身上，这种副作用特别明显，就是说可能只要很少的、对一般人不会有影响的剂量，就足以对路易体型失智症患者造成影响，因而加重其跌倒的情形等。

碍的表现如下。

★ 早期且进行性的人格变化，其特征为无法根据条件和情况的变化来调整行为；患者本身不认为自己生病，行为抑制能力不佳，行为冲动，常会重复固定的行为。

★ 早期及进行性的语言功能变化，其特征为语言表达困难、命名困难及语意困难；患者减少自发性交谈，常会重复固定的话或他人的话。

上述两问题皆须严重到足以妨碍其原有的社会及职业功能，病程特征为缓慢发作且持续退化。其功能缺损不是因为其他神经系统问题（如：甲状腺功能低下或药物作用）而引起，不是发生于谵妄状态*，且无法用精神疾病的诊断来解释（如抑郁症）。

发病年龄为35~80岁（平均58岁），平均存活率为6~10年，20%~40%有家族史。

二、血管性失智症（Vascular Dementia）

泛指因血管因素造成的失智症，包括多重性脑卒中或多发

---

* 谵妄

以定向混乱与知觉失调为主的急性精神症状，通常发生在代谢性脑病患者身上。

性脑梗死。多发性脑梗死通常是以小血管病变为多，或小洞性梗死而造成，通常临床上不一定会有明显的脑卒中征兆，但累积起来就会导致患者智力的退化。

血管性失智症在东方人身上发生比例较高，较典型的症状是认知功能呈现阶梯式的恶化，并且有起伏现象。相比之下，阿尔茨海默病的恶化比较持续，看不出阶段之间的差别。

根据 NINDS-AIREN（美国国家卫生院神经疾病与脑卒中研究所—国际神经科学研究暨教育协会）的诊断标准，血管性失智症的诊断为患者出现失智现象，有局部神经学特征，在神经影像上有相关的变化，与脑卒中有时序关系，但须排除意识障碍、谵妄、精神病、失语症等。

常见临床特征包括：

★ 情绪及人格变化（抑郁症）。

★ 尿失禁。

★ 假延髓性麻痹（吞咽困难、构音困难、情绪失控）。

★ 步履障碍（失足跌倒）。

三、混合型失智症（Mixed Dementia）

上述血管性失智症与退化性失智症（如阿尔茨海默病）的混合型。

四、其他因素导致的失智症

其他原因造成的失智症,例如:

★ 继发于中枢神经的感染而导致。

★ 脑血管疾病。

★ 头部外伤,例如慢性硬脑膜下血肿。

★ 脑肿瘤,特别是额叶或颞叶的脑瘤。

★ 水脑症。

★ 其他新陈代谢原因(如甲状腺功能低下、电解质紊乱等)所造成。

★ 维生素 B_{12}、叶酸缺乏造成的智力功能退化。

★ 中毒,例如药物或酒精。

如果是因为这些原因造成的失智症,在早期发生时,可能是可治疗,甚至是可逆性的;然而若未在早期即进行治疗,因而造成永久的神经损伤,则患者将无法恢复到原来的状态。

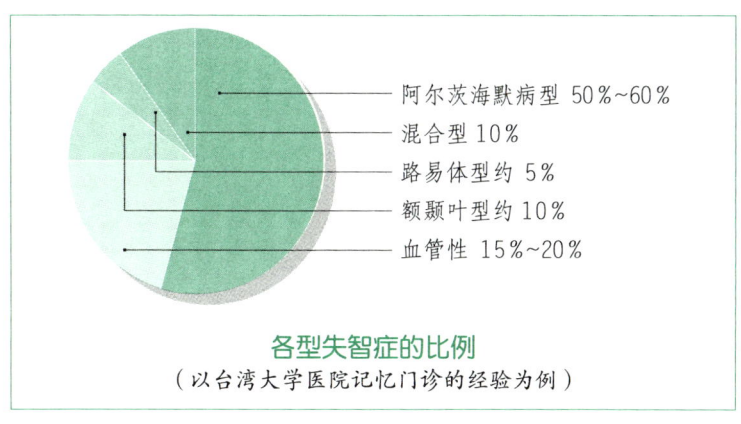

阿尔茨海默病型 50%~60%
混合型 10%
路易体型约 5%
额颞叶型约 10%
血管性 15%~20%

各型失智症的比例
(以台湾大学医院记忆门诊的经验为例)

失智症种类比较

名　称	病理变化	特　征	好发族群	平均存活年数
阿尔茨海默病	患者脑部有异常淀粉样蛋白沉积及神经元纤维缠结。	·具有两种以上的认知功能障碍，并以记忆功能的持续性恶化为主。	40~90岁，最常见于65岁以后。	8~12年。
路易体型失智症	患者脑部细胞内有α-Synuclein蛋白的聚集，形成所谓的"路易体"。	·认知功能障碍影响记忆及语言、视觉空间技巧、动作及推理等功能。 ·其认知与日常生活功能时好时坏、起伏变化大。	50~83岁，平均为75岁，并以男性居多。	8~10年。
额颞叶型失智症	脑部扫描发现有局部皮质萎缩，且集中在颞叶前方及部分额叶。某些类型有tau蛋白缠结。	·早期就出现人格变化及语言等功能障碍。 ·患者行为抑制能力不佳，行为冲动，常重复固定行为。 ·语言、命名方面产生困难，自发性交谈减少，常会重复固定的话或他人的话。	35~80岁，平均58岁。20%~40%有家族史。	6~10年。
血管性失智症	由血管因素造成，包括多重性脑卒中或多发性脑梗死。	·认知功能呈现阶梯式的恶化，并且有起伏现象。 ·常见特征：抑郁、吞咽困难、尿失禁、常失足跌倒。	较常见于东方人。	
其他因素导致的失智症	因感染、外伤、疾病或营养缺乏等因素而导致。			

Q6 为什么会患阿尔茨海默病呢？

目前并不清楚阿尔茨海默病真正的病因，但从病理解剖上可以发现某些物质的堆积，例如 β 淀粉样蛋白沉积，还有一些神经元纤维缠结。

有一种病因学说认为，阿尔茨海默病的患者无法把淀粉样蛋白从淀粉样蛋白的前体，进行适当切割供身体进行消化，而会切割出不适当的物质（例如 β 淀粉样蛋白），我们的身体无法处理这些物质，经过累积之后形成毒性，造成神经细胞死亡、凋亡的现象，这些都会使大脑功能及智力功能一步步衰退。

另外，研究显示，带有血脂蛋白 E4 型基因（ApoE4）的数目愈多，其罹患阿尔茨海默病的概率就愈高。

不过可以确定的是，阿尔茨海默病不是由以下的原因所造成：

★ 动脉硬化。

★ 用脑过度或不经常用脑。

★ 传染性疾病。

★ 年纪老化。

★ 食入过量的铝或其他金属食物。

Q7 我的父亲患有阿尔茨海默病,所以我老了也会失智吗?

有些阿尔茨海默病的发生的确和家族遗传有关,若一级亲属中有人发病,则罹患此病的概率会比一般人高 3.5 倍。

1. 早发性阿尔茨海默病

通常在 35~60 岁发病,是罕见的自体显性遗传病。

2. 晚发性阿尔茨海默病

血脂蛋白 E4 型基因(ApoE4)是阿尔茨海默病在体质上的重要危险因子。若 ApoE4 增加,则会增加患病危险。

Q8 哪些人容易得失智症呢?

截至目前为止,失智症的形成原因尚不确定,但可以知道一些可能导致失智症的危险因子。

1. 高龄

年龄愈大,发生失智症的概率愈高。在 65~85 岁的人口中,每增加 5 岁,其危险性就增加 1 倍。

2. 家族史

若一级亲属中有人发病，则其患失智症的概率约为一般人的 3.5 倍。

3. 女性

女性发病率较男性高，尤其是高龄女性。大部分研究显示，阿尔茨海默病以女性患者为多，根据台湾大学医院记忆门诊的统计，约是 1.7∶1，而根据卫生主管机关曾做过一份"长期照护机构失智症调查"，显示女性与男性的比例约为 1.5∶1。不过因为女性平均寿命比男性长，而阿尔茨海默病是老年性疾病，所以是否可由此来判断女性患病概率较高，或只是人口分布上的一个现象，还有讨论的空间。

4. 教育程度

教育程度低者在老年时得失智症的比率较高，不过也有人对这种观点存疑。不过因为教育程度较高的人大脑储备了比较多的知识，通常也会有比较多的见解，因此或许他们也同样患了失智症，但表现不严重；相比之下，受教育程度低，尤其是不识字者，其表现出来的症状通常比较严重。

5. 其他疾病

例如：高血压、高胆固醇、糖尿病（导致记忆及心智功能障碍)、头部外伤(淀粉样蛋白增加)、唐氏综合征(年过40岁大脑出现阿尔茨海默病变化,35岁以上母亲产出唐氏综合征患儿者,也是高危险群)等。

Q9 失智症的初期征兆有哪些?

美国失智症协会提出了失智症十大警讯,供大家参考,若发现家中长辈出现了下列情形,应立即寻求专业的神经内科或精神科医师进行完整的检查和诊断,依据结果来决定治疗的方向。

注意:下列征兆以阿兹海默病为例,不同类型的失智症出现的征兆略有不同,建议您与医师讨论。

1. 记忆力减退,影响到生活

一般人偶尔会忘记开会时间、朋友电话,但是过一会儿或经过提醒会再想起来。但失智症患者忘记的频率较高,而且即使经过提醒也无法想起该事件。因此,可能也会使患者常常重复发问、重复购物,甚至重复服药。失智症患者容易忘记近期发生的事,甚至连重要的日期或事件也会忘记。

2. 计划事情或解决问题有困难

一般人可能会收支不平衡,但失智症患者在规划、执行计划或在处理数字都可能出现困难。例如依照熟悉的食谱做菜或处理每个月的账单时出现问题。他们无法专心，且需要更多的时间来处理以前熟悉的事情。

3. 无法胜任原本熟悉的事务

失智症患者对于原本熟悉的事务常会忘记或遗漏既定的步骤，而无法顺利完成，例如数学老师加减算数常出错、英文老师不知"book"是什么、年轻就开车的司机伯伯现在却经常开错路、银行职员数钞票有困难、资深厨师炒菜走味等。

4. 对时间、地点感到混淆

一般人偶尔会忘记今天是几月几日，在不熟的地方可能会迷路。但失智症患者会搞不清楚年月、白天或晚上，不知道自己身在哪里或如何来到这里的，甚至会在自家周围迷路而找不到回家的方向。

5. 对理解视觉影像和空间的关系有困难

一般人可能因白内障而出现视觉障碍，但失智症患者可能在阅读、判断距离远近、决定颜色或对比上会出现困难。失智患者可能会误认镜子中的自己是另外一个人，而觉得屋里还有其他人存在。

6. 言语表达或书写出现困难

　　一般人偶尔会想不起某个字眼,但失智症患者想不起来的机会更频繁,甚至会用其他的说法来替代简单的用词,例如:"送信的人"(邮递员),"用来写字的东西"(笔)等,部分患者语言理解出现困难。在会谈中失智症患者可能无法跟上讨论或参与讨论,会谈可能中断、重复或不知如何进行。

7. 东西摆放错乱且失去回头寻找的能力

　　一般人偶尔会任意放置物品,但失智症患者却更频繁及夸张,将物品放在不合常理或不恰当的位置,例如:水果放在衣橱里、拖鞋放在被子里、到处塞卫生纸等。失智症患者把东西弄丢之后,无法回头一步步寻找,且找不到东西时常指控他人偷窃。

8. 判断力变差或减弱

　　一般人偶尔会做不好的抉择,但失智症患者更频繁或偏差更大,如听信成药等推销广告而付出大量金钱,或者买不新鲜的食物,借钱给陌生人、开车易发生交通事故或出现惊险画面,过马路不看左右红绿灯等,穿着打扮可能不适合季节、场合或蓬头垢面。

9. 从职场或社交活动中退出

　　一般人偶尔会不想上班或参与社交活动,但失智症患者的生活嗜好、运动、社交活动、工作等都逐步减少。患者变得被动，且避免掉许多互动场合。常在电视机前坐好几个小时，睡眠量比过去大，需要许多催促诱导才会参与事务。

10. 情绪和个性的改变

一般人年纪大了，情绪及性格可能会有些许改变，但失智症患者较明显，例如：疑心病重、忧郁、焦虑、易怒、口不择言、随地吐痰、过度外向、失去自我克制或沉默寡言、特别畏惧或依赖某个家庭成员等。

若持续出现上述征兆，情况逐渐严重，可到医院的记忆门诊、失智症门诊、神经内科及精神科门诊进一步观察诊断。

失智症患者行为症状一览表

	初 期	中 期	晚 期
遗忘	·常常忘了东西放在哪里，经常在找东西。 ·忘记跟他人的约会。 ·忘记他人跟他讲过的事情。	·忘记已发生过的事情。例如是否吃过饭、洗过澡。 ·重复问同样的问题。	·忘记身旁熟悉的人、事、物，甚至包括一些长期记忆。例如自己的地址、出生地、职业，或家人的角色及身份。
误认	·不知道现在的年、月、日。	·误以为自己的家人或配偶是别人伪装的，因而想赶走照护他的配偶或家人。	·现实感消失，例如把电视里播放的剧情误认为是真的，甚至会去攻击电视机。

续表

	初期	中期	晚期
		·以为目前所处的环境并非自己的家，常会吵着要求"我要回家"。	·看到镜子、反光物、窗户中自己的倒影，会误以为是别人。
情绪转变	·情绪起伏比以前大，例如会因找不到想要的东西而生气。	·（同左）	·（同左）
个性	·变得犹豫不决，对事情难以下决定。 ·变得多疑、猜忌。 ·变得胆小、内向。	·（同左）	·（同左）
言语表达	·言语表达出现困难，讲话不如以前流畅。 ·想不起来要讲什么，或想不起来某件物品的名称。	·说话字句变少，内容贫乏。 ·语言表达不连贯，缺乏逻辑性。	·几乎不说话或只重复某句固定的话。
迷路	·在不常去的地方会迷路。 ·搭乘公共交通工具会下错站。	·在住家附近或熟悉的地区也会走失。	·完全无法自行外出。
妄想	·怀疑配偶对自己不忠。 ·十分忧心会被家人遗弃。 ·被迫害妄想，认为邻居会伤害他或偷他东西。	·（同左）	·（同左）
视幻觉	·看到房间里有人，可能是熟识者、已死去的亲属或不认识的人。或看到小孩在床上玩。有时会看到昆虫、蛇等令人感到不愉快的生物。	·（同左）	·（同左）

续表

	初期	中期	晚期
游走或躁动	・坐立不安，不停走动。 ・想要离开家里到外面去。	・（同左）	・（同左）
不恰当行为	・重复动作，例如不断地把东西收进柜子又拿出来，或不断叠衣服等。	・（同左）	・乱藏东西，把一些没有用的东西甚至垃圾藏起来，或者把拖鞋放进棉被里、把手表放进冰箱里。 ・可能因为妄想的内容或照护者不适当的响应而被激怒，产生言语恐吓，甚至暴力行为。
睡眠障碍	・日夜颠倒，夜间起来游走或从事其他活动。	・（同左）	・（同左）
行动能力降低	・变得不爱出门。 ・对之前从事的活动显得兴趣缺失。	・无法顺利到达目的地。	・行走困难。 ・须借助轮椅行动，甚至卧床不起。
饮食问题	・吃过之后还表示要再吃东西。 ・饮食方面可能需要别人帮助。	・（同左）	・无法自己进食。 ・拒绝饮食。
生活障碍	・处理复杂的生活事件的能力下降，例如钱财管理出错、烹饪能力下降等。 ・对器物的使用能力下降。例如时常打错电话，或拨了很久电话还拨不出去。	・很难独自完成煮饭、清洁、购物等事。 ・失去使用日常用具如电器的能力，包括洗衣机、空调、电器遥控器等。例如听到电	・完全无法独立生活。

续表

	初　期	中　期	晚　期
		话铃声不知要接，或接起来之后不知道要说什么。	
穿衣及个人卫生问题	·有时会出现选择了不适当的衣服的现象。	·上厕所、洗澡等需要他人帮助。 ·穿衣不当，例如天气很冷时只穿一件短袖，或同时将几件衬衫穿在身上。	·大小便失禁。 ·穿衣无法自理。

Q10 患有失智症的人会有哪些症状及行为？

　　失智症患者最早发生的核心症状是认知功能的退化，尤其以记忆力减退最为明显。失智症患者初期、中期、晚期的各类症状，可用第21~23页表格表示。要说明的是，许多症状依患者的实际情况各有不同，有些症状更是难以区分初期、中期、晚期，所以表中列的各期症状建议作为参考用。真的要确定患者的功能退化及认知障碍程度，必须利用"临床失智症量表"（CDR）来进行。

Q11 失智症是否有药物能治疗？

失智症的治疗方式按其病因而有所不同，所以应先找出导致失智的原因。值得一提的是，失智症可运用的药物种类很多，但主要目的在延缓病情恶化，还没有可以治疗或阻止病情恶化的药物。

一、病因性治疗

★ 阿尔茨海默病目前很多研究方向，是从防止或减少神经元纤维缠结及淀粉样斑等病理变化的形成着手。

★ 若为血管性失智症，则可针对血管危险因子，如高血压、糖尿病、高脂血症的治疗及抗血栓治疗。

★ 若为可逆性失智症，例如因外伤、营养不良造成的疾病，则应找出可逆性病因，针对病因进行治疗。

★ 抗氧化物、自由基清除剂、雌激素、非类固醇抗炎药物治疗。

★ 基因治疗：干细胞治疗。

二、认知功能药物治疗

1. 胆素功能治疗

抗乙酰胆碱水解酵素的治疗，可通过提高乙酰胆碱浓度，改善失智症症状及精神行为问题，但可能会引起肠胃不适（恶心呕吐）、肌肉抽筋、缓脉等副作用。目前上市的药物有多奈哌齐（Donepezil）、国内商品名叫安理申（用的多）、利凡斯的明（Rivastigmine）、加兰他敏（Galantamine）三种。主要是针对轻中度失智症个案。

2. NMDA 受体抑制剂治疗：门冬酸

药品名称为：忆必佳 Memantine（Ebixa）、威智 Memantine（Witgen）。

三、行为及精神症状治疗

90% 以上的失智症患者在病程中会出现行为或情绪问题，例如产生视或听幻觉，严重者会有躁动不安或抑郁的现象发生。

面对行为及精神症状，先以非药物方式处理，如改善环境、安排其感兴趣的活动等。若需使用抗精神病药物，宜从低剂量开始使用，依照需要逐渐加量，至出现满意的疗效为止。在行为及精神症状得到控制或缓解之后，应该经常根据患者情况调整药物的用量及看是否要使用抗精神药物，情况许可就要减量或停用。

传统的抗精神药物会产生锥体外运动系统的副作用，容易导致走路不稳失去平衡而跌倒。新一代抗精神药物虽较少有锥体外运动系统的副作用，但仍有昏睡和直立性低血压而头晕的情况，使用上仍需小心。

而美国食品药品监督管理局（FDA）也警告，使用抗精神病药物可能会增加心血管及脑血管疾病的发生率、加速认知功能退化，甚至可能会提高失智症患者的死亡率。

1. 抗精神病药物

包括理必妥（Risperidone）、金普萨（Olanzapine）、思乐康（Quetiapine）等，可减轻患者躁动不安、妄想疑心、幻觉及攻击行为。

2. 抗抑郁药

主要是选择性血清素再吸收抑制剂（SSRIs），可减轻患者的抑郁症状。

3. 抗焦虑药或安眠药

可帮助患者减轻烦躁不安及失眠症状。

Q12 除了医生开的药物之外,还有哪些方式可以帮助延缓失智症患者的病情恶化?

一、照光治疗

光线对人体具有相当大的作用,一是可以稳定情绪,减少抑郁症的发生,二是可以帮助调整大脑生理时钟,使人体作息趋于规律。

在北欧国家因为冬天阳光不足,产生了所谓的"季节性抑郁症",因而必须用灯箱来对抑郁症患者做治疗,但在台湾地区,光线亮度是足够的。失智症患者每天固定接受阳光的照射有助于情绪稳定,减少日夜颠倒的现象,但请注意不要选在正午时晒太阳。

二、团体治疗

团体的社交互动,可帮助患者与他人建立友谊,以满足患者的人际需求。当他在与别人讲话的过程中,对方的倾听会让患者觉得被欣赏与肯定,觉得自己很有价值。

三、适量的运动

患者到后期会变得很被动,一天到晚坐在椅子上打瞌睡,白天睡太多,晚上就会睡不着、起来游走。适量的活动能消耗患者多余的体力,有助患者夜晚的安眠。建议视患者体力,每天安排至少 30 分钟温和的运动,如散步、做体操等。

研究证实,运动对于 65 岁或以上的老年智能障碍或失智症患者,有改善其体质、认知功能以及行为问题的效果。每天多运动 20 分钟,半年后有运动的组别会比没有运动的组别,在阿尔茨海默病认知功能检查量表(ADAS-Cog)的得分高出 2 分,很值得患者与家属一起努力。

四、怀旧治疗

多半是用团体活动的方式来进行,通常会利用一些旧时的物品或器具,引导患者发言,并引导其与他人的互动。在家中,家人则可以常与患者闲聊童年趣事,例如以往的生活经验、以前读书时的学校什么样子、过年过节时都做些什么事等。家属要制造机会让他多说话,即使这些内容已听过好几十遍。

在进行怀旧活动时,患者不但要努力回忆,还须将它们组织整理,再用语言表达出来,是维持患者大脑功能的一个非常好的方法。

五、认知训练

专业人员设计认知游戏可帮助患者多动脑,可减缓功能退化。家人在日常生活中,多请教患者意见,引导患者剪报、抄书、下棋、列菜单等,皆可刺激患者多动脑。

六、现实导向

家属可以常呼唤患者的名字,或将照护者的名字告诉他,此外还可读报给失智者听,让他知道现在发生了什么事。其他还有音乐、艺术、园艺等疗法,可引导患者唱卡拉OK、画图、养花草等,都对患者有所帮助。

七、瑞智学堂

台湾失智症协会针对轻度失智患者给予每次10周的活动介入,包括怀旧团体、头脑体操、艺术治疗、音乐治疗等班。在经过20周的活动之后发现,参加的成员其ADAS-Cog,比他们刚开始参加时进步了2分。像这类有治疗作用的团体活动，希望可以被逐渐推广。

总之，对于轻度失智症患者，家属不但要鼓励并且要帮助安排各种运动、智能、社交等活动，让患者可以提升生活质量并减缓脑功能的退化。

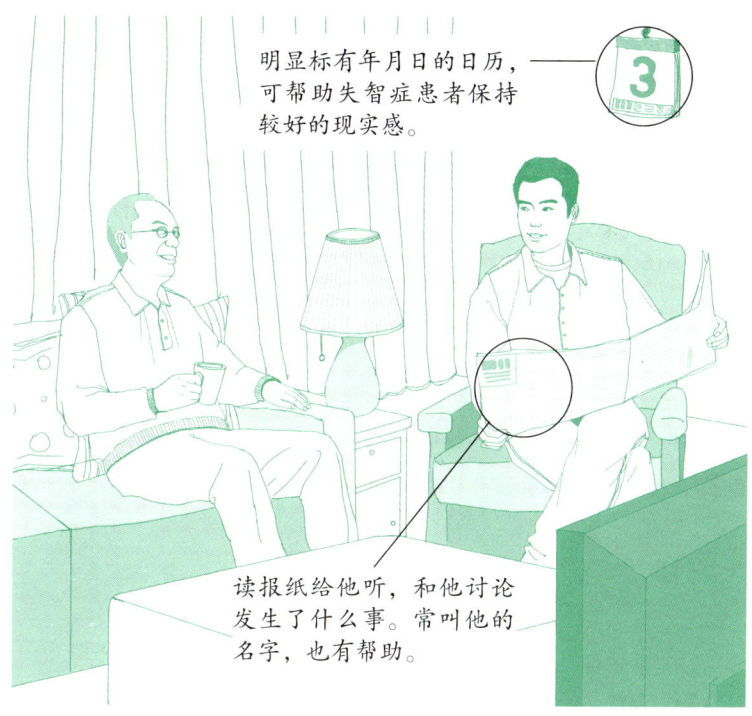

明显标有年月日的日历，可帮助失智症患者保持较好的现实感。

读报纸给他听，和他讨论发生了什么事。常叫他的名字，也有帮助。

Q13 听说有疫苗可对付失智症?

这几年来医学界的确一直在研发阿尔茨海默病疫苗。阿尔茨海默病的患者脑部会有淀粉样斑的沉积,而发展出来的疫苗,即是在患者发病初期,先注射这种淀粉样蛋白的疫苗,刺激人体的免疫反应,抑制淀粉样蛋白在脑部的堆积。

第一代的疫苗虽然证实有清除淀粉样蛋白的作用,但是曾在少数人身上(6%)造成脑炎的并发症,甚至有因此死亡的案例。

但是包括主动免疫与被动免疫的新一代疫苗问世后,也已展开各种不同阶段的临床试验,数据初步显示疫苗安全性已有改善,且在临床上也能温和改善病情,包括改善认知功能或日常生活功能的效果。其效果和传统的抗乙酰胆碱酶素药物差不多。长期来说是否能阻止或延缓阿尔茨海默病的恶化,则有待进一步的研究。

即使将来疫苗成功问世,也不是每个人都必须接受注射,前面介绍的高危险人群为建议接种对象。

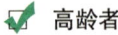

疫苗建议接种对象

- ✓ 高龄者
- ✓ 一级亲属中有人发病
- ✓ 女性
- ✓ 教育程度较低
- ✓ 有高血压、高胆固醇、糖尿病、头部外伤或唐氏综合征者

认识失智症

Q14 失智症可以预防吗？又该如何预防？

在预防失智症的研究中，多数以阿尔茨海默病为主，人们应积极在生活中增加大脑保护因子（趋吉），同时减少危险因子（避凶），以降低患上失智症的风险，甚至预防失智症的发生。

一、趋吉（增加大脑保护因子）

1. 多动脑

从事可刺激大脑功能的心智活动或创造性活动，可将患失智症的相对风险降低近 50%。人们应养成终身学习的习惯，以增强脑细胞间有效的神经突触，并储备大脑认知功能（储存脑本）。

建议：保持好奇心、接触新事物、参加课程、学习新知识、阅读书报杂志、写作、猜谜语、打桥牌、打麻将、绘画、园艺、烹饪、缝纫、编织、规划旅游、参观博物馆、听音乐会。

2. 多运动

中年时期能每周规律地进行 2 次以上的运动，对失智症与阿尔茨海默病都有保护作用，其相对风险下降近 60%。

建议：维持每周 2~3 次以上规律运动的习惯，如走路、爬山、游泳、骑自行车、柔软体操、有氧运动、瑜伽、太极拳、健身舞蹈等。

3. 地中海饮食

　　地中海饮食被证实可降低心血管疾病与某些癌症的发病风险甚至是整体死亡率，阿尔茨海默病发病的相对风险下降约70%。

　　建议：多摄取蔬果、豆类、坚果、未精制谷类；使用橄榄油等富含不饱和脂肪酸的油来烹调或调拌沙拉，少食用饱和性脂肪；多摄取深海鱼类；可维持饮用适量葡萄酒的习惯，但无此习惯者则不建议喝酒。

* 目前不建议长时间、高剂量从饮食以外的来源补充维生素或深海鱼油，以免因摄入过量而发生副作用。

4. 多社会参与

　　研究显示，多参与社交活动可降低罹患失智症的相对风险约40%；孤单的人，患阿尔茨海默病的风险增加2倍以上，孤单的生活方式使其认知功能退步速度比较快。

　　建议：努力保持社会参与、和人群接触，如参加同学会、公益社团、小区活动、宗教活动、当志工、打牌等，都有助于增加大脑的血液灌流量，降低失智症发病之风险。

5. 维持健康体重

中年时期肥胖者（BMI ≧ 30），其阿兹海默病发生的相对风险上升 3 倍，过重者（BMI 介于 25、30 之间）升高 2 倍。老年过瘦（BMI ＜ 18）失智风险亦提高。

建议：避免肥胖、过重或过瘦，维持健康体重（18.5 ≦ BMI ＜ 24）。老年人不宜过瘦。

二、避凶（远离失智症危险因子）

1. 三高（高血压、高胆固醇、高血糖）

高血压、糖尿病、心脏血管疾病、脑卒中都会增加阿尔茨海默病的风险。许多研究显示糖尿病会造成记忆或认知的衰退。中年人血压收缩压 >160mmHg 且未治疗者，发生阿尔茨海默病的风险为血压正常者的 5 倍。重要的是，研究显示控制高血压可以降低发生阿尔茨海默病的风险。

建议：通过调整饮食、运动维持正常血压、血糖及胆固醇，高血压、高血脂、糖尿病患者应接受治疗，控制在正常范围内。

2. 头部外伤

严重头部外伤是阿尔茨海默病危险因子之一，脑部曾经受到重创的人罹患阿尔茨海默病的风险是一般人的 4 倍以上。

建议：骑自行车或摩托车时应戴安全帽，并避免其他头部受伤的机会。

3. 抽烟

抽烟是阿尔茨海默病的危险因子，相对风险上升近 2 倍，而戒烟可降低风险。持续抽烟的人每年认知功能退化的速度较快。

建议：立即戒烟，可去戒烟门诊寻求帮助。

4. 抑郁

曾患抑郁症者，发生阿尔茨海默病的风险增加，研究显示，其相对风险值约为无抑郁症病史者的 2 倍。

建议：以运动、静坐、瑜伽等方式释放压力，并学习以积极向上的态度面对生活，接受自己、家人及同事的不完美。抑郁症患者应定期接受治疗。

备注：以上内容摘自台湾失智症协会网站 www.tada2002.org.tw。

三、预防失智症秘诀

活到老，学到老，老友老伴不可少，
多动脑，没烦恼，天天运动不会老，

深海鱼,橄榄油,蔬果豆谷来顾脑,
保护头,控体重,血压血糖控制好,
不抽烟,不郁卒,年老失智不来找。

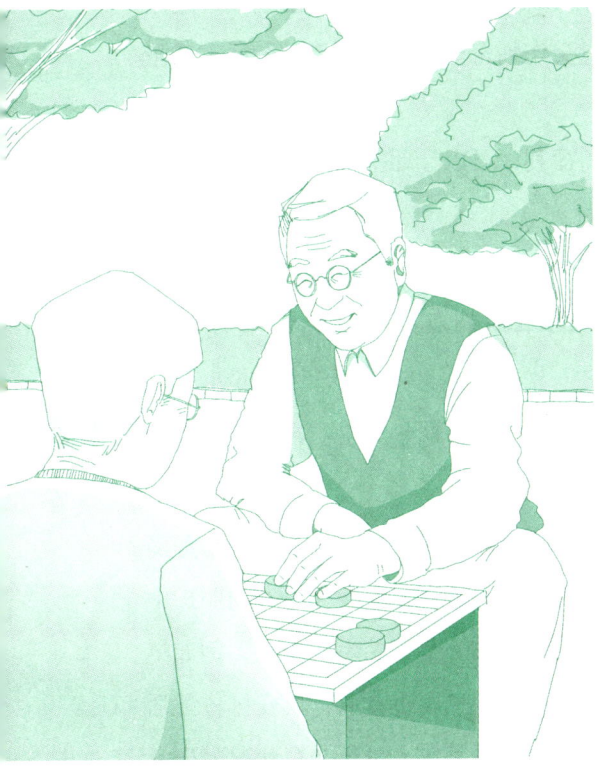

多进行下棋、打麻将等需动脑的活动,这样人不容易得失智症,而轻度失智者,也可通过这些活动减缓恶化的程度。

了解可供利用的资源

亲人生病，会给照护者和家人带来诸多改变和伤痛，也对生活造成了巨大的影响，这些肯定得由自己承担。但在照护这条路上，您可以从很多方面获得资源及支持，不必从头至尾一个人苦撑，因为这样不但会伤到自己，患者所得到的照护质量也不见得最好。

充分利用相关资源和福利，可以让照护的过程更为圆满。

可利用小区照护资源以及家属及病友支持团体

1. 日间照护中心

日间照护中心内有专业的人员及照护人员，可为患者提供白天的照护服务。

大多数的日间照护中心是针对失能老年人的，但愈来愈多的中心有能力为失智症患者提供照护。在失智症患者的照护中心内，专业人员会为患者妥善安排一整天的生活作息，例如早上先带他们做早操、读报，适当休息及进食后，再安排各种活动，例如怀旧活动、讲故事活动，工作人员还会视状况陪患者下棋、打麻将、做点心等。一整天的活动下来，一方面适当地消耗患者白天的精力，让患者晚上回家后能有一夜好眠（家属也是），另一方面这些活动能锻炼患者的脑细胞，延缓失智症的退化速度。

2. 护理之家、养护机构

当家庭因为各种原因而无法好好照护患者时，专门照护失智症患者的养护机构、护理之家可提供照护，有专业护理人员给患者提供身体评估、护理服务；照护服务员提供日常生活协助；还有社工师、职能治疗师的专业照护。而工作人员与患者的相处，能满足患者的社会需求。所以优质的养护机构、护理之家是一个兼顾生理、心理及社会照护等层面的地方。

3. 居家服务

居家服务是指经过训练的居家服务员到家中照护患者，例如帮患者洗澡、协助患者进食、协助喂药、陪伴患者、陪同就医，或协助处理家务，包括整理居家环境、换洗衣服、买菜煮饭等，以降低家属照护时的负担。

4. 居家护理

患者在病情稳定之后，有的不需要继续住院，但回家疗养时仍需科学的医疗照护，则可视需求由专业医护人员到家中提供医疗照护与护理指导，不但节省了患者及家属往返医院就医的时间及金钱,让患者在出院后仍能得到医护人员的继续照护,也让家属更好地学习照护知识及技巧,如胃管护理、导尿管护理、灌肠、复健运动、营养咨询等。

目前"健保"给付每月 2 次的居家护理费用,家属仅需负担护理人员的交通费即可。失智症患者的居家护理目前正在发展中,未来还会逐步完善。

5. 喘息服务

喘息服务的对象是照护者,而非患者。它是针对家属长期照护患者出现身体问题(疲倦、睡眠不足、劳累……)及心理问题(沮丧、无助、孤独……),而发展出来的一种服务。

喘息服务可分两种。一种称为"机构式暂托服务",例如在台北市,患者可在护理之家、医院、疗养院等机构,接受短暂照护、停留,由机构工作人员提供 24 小时的照护。

另一种是"居家喘息服务",也就是由居家服务机构训练的合格服务员到患者家中帮助分担照护工作。

接受喘息服务,可让照护者获得适当休息的机会,照护者可以趁此时外出办事、出去走走、补充睡眠、做自己想做的事,当恢复了体力及精神,才能重新投入照护工作。

6. 老年精神科病房

当失智症患者出现严重精神症状、谵妄、伤人或自伤状况时,需要到精神科就诊,医生认为必要时可入院治疗,接受进一步详细检查或用药物治疗，待病情稳定后再返回家庭。

7. 失智症家属团体

这是一个由失智症患者的家属所组成的团体，在此团体中，家属可以尽情交流、抒发情绪、表达困扰、学习他人经验、分享新的信息、结交具有相似经历的朋友、获得了解和支持。

对失智症照护者而言，参加这类团体可帮助调节压力，有家属甚至表示，和这个团体有"相见恨晚"的感觉，如果能早些参加，之前的照护之路就不会那么痛苦了，因此，建议有同样照护困扰的家属多加利用。

谢太太听从专业人员的建议，参加了失智症家属团体。在初次聚会中，谢太太非常气愤地指出，患有失智症的先生诬赖她拿了他的 50 万元，她觉得无法接受这种不实指控，认为先生这样说她，她跳到黄河都洗不清。她说："士可杀、不可辱，除非我先生道歉，否则我干脆一头撞死，以此明志！"

然而在听过其他人的分享之后，谢太太深刻了解了不是只有她这样，还有很多人都遇到过类似的情况，而先生是因为生病了才会讲那些话。谢太太认识到这一点后，觉得自己豁然开朗，再也不会因为先生的"胡言乱语"而耿耿于怀了。

※ ※ ※

在家属团体聚会中，吴小姐一说话就开始不停地掉眼泪。她说："我和妈妈相依为命一辈子，现在她却到处跟左右邻居控诉我偷她的钱、我要下毒害她，甚至报警叫警察来把我带走……妈妈说话流利、走路也没问题，没有人知道她有失智症！"

但自从在家属团体中深刻体认到这是疾病造成的，吴小姐心中的大石头终于放了下来，此后，虽然妈妈还是会到处跟人讲她的不是，但她已学会不再放在心上，甚至开始试着去跟别人解释妈妈的病。

8. 病友团体——瑞智学堂

这是针对病友需求而设立的团体，目的在于陪伴患者适应疾病、改善情绪、重拾自信，并进一步减缓功能退化。

很多轻度失智症患者知道自己生病，对于自己有记忆障碍、功能退化的事实，感到很困扰且难以适应，甚至产生挫折、沮丧、生气、抑郁等情绪，有的人会变得退缩，什么事都不做，也不出门，以免又发生令自己及他人无法接受的事情。但长久下来，可能使病情加速发展。

在病友团体中，可让轻度失智症患者及有相同记忆困扰的朋友聚在一起分享彼此的经验，相互打气，并学习克服记忆困难的方法。

很多病友在参加了病友团体后，才知道原来并不是只有自己不记得事情或找不到路,并相互鼓励从事活动,减缓病情的恶化,对自己的生活重新树立了信心。

台湾失智症协会开办的"瑞智学堂",正是针对轻度失智病友设计的活动团体,安排头脑体操班、怀旧团体、合唱团、艺术治疗等,期望通过参加活动团体减缓患者功能退化、改善情绪并提升生活质量。

林先生的爸爸患有轻度失智症,为了延缓爸爸病情的恶化速度,林先生听从了医生及专业照护人员的建议,常陪爸爸外出散步运动、读报给他听、陪他聊陈年往事等,但几个月下来,林先生开始觉得以他一个人的力量似乎还不够,因此便向台湾失智症协会提出询问。

协会工作人员告诉林先生,协会开办瑞智学堂,欢迎林先生带爸爸来参加。连续参加几堂课之后,林先生发现爸爸每次上课前、下课后心情都很好,回来偶尔还会主动跟他提及课堂上的趣事,林先生当下决定,一定要让爸爸继续参加这个团体。

* * *

瑞智学堂的成员之———常先生参加10周后,面部表情变丰富了,语言表达及人际互动也增加了,家属非常肯定活动的效果。

确定照护方式

一旦确定家人患上失智症,接踵而来的是一系列的照护问题。为了做好"长期抗战"的准备,应尽早规划日后的照护模式,以减少照护过程中的挫折及艰苦,并增加人生的满足及喜悦。

了解患者对未来安排的期待

首先很现实的一件事情是:"谁将担任主要照护者?"

如果患病的是夫妻二人中的一人,则配偶通常会承担第一照护人的工作,前提是照护者要身强体健,有体力及心力照护另一半。若配偶做不到,子女们就得商量、讨论出合适的照护方式。

如果患者轻度失智时即确诊,家属应利用适当的机会了解患者对未来生活的期待。例如希望自己住或想和谁一起住、希望聘看护或去赡养中心、后事安排等。当然,和患者交流清楚上述事宜并不容易,但尽早知道,则可以免除之后的遗憾与混乱。另外,在日常聊天时,可以试探下患者的意愿,也可寻找适当机会(如朋友过世),在平和的气氛下相互交流。

决定合适的照护人选

在选择合适的照护人选时，可以从以下几点考虑。

1. 了解照护者的意愿

从国外研究得知，家庭主要照护者与失智患者原本的关系质量，对日后的照护压力负荷有明显的影响。

夫妻老来相伴、子女照护年迈或生病的父母，本是天经地义的事，事实上，多数家人都愿意全心全意地照护失智家人，但是不能否认的是，世间有很多的怨偶，并不是每一对都是神仙眷侣；也有一些父母对子女小时候疏于照护，造成子女长大后与父母关系疏离甚至冲突。

照护生病的亲人不仅是责任，更重要的是想清楚自己可以承担、愿意承担多少照护工作？为了面子或担心周围的舆论压力勉强承担照护工作，将给患者和照护者双方带来沉重的情绪压力和负担，甚至导致虐待患者的事件。

2. 了解照护者的能力限度

除了心态上的照护意愿，照护前还须详细评估彼此的能力。应诚实面对自己的能力限度，认清"自己不可能让每一个人都高兴和满意"的事实，承认自己不是完美的，不要求自己做超出能力范围的事。

因此，在决定前，应对以下问题谨慎衡量。

★ 自己和患者关系的亲疏远近。

★ 自己的身心状态。

应诚实面对自己,不要为了"贤妻、孝子、孝女、孝媳"的美名而强迫自己做压根不想做的事,一味地委曲求全将会使照护质量变差,而适当利用社会资源也许会得到更好的结果。

照护失智患者需要许多的耐心与付出,许多子女在适当利用社会资源、进行良好的身心调适之后,分享这段照护经验时说:"这是这一辈子和妈妈(爸爸)最亲的一段时间!"这说明在照护患者的过程中,除辛苦之外,还有双方亲情上获得的满足感。

讨论时可以从下面几点考虑。

1. 经济问题

若必须为了照护亲人而辞去工作,家中经济是否能维持?若因地点或空间需求必须搬家,是否能负担得起这些变化所需的费用?

2. 工作情况

自己的工作是否具有弹性?是否能随时请假处理家中突发情况(如患者走失、误食等)?

3. 家庭状况

如果子女决定照护父母,则应该衡量自己的家庭状态,询问家中其他成员,如配偶及子女的意见。

4. 居住环境

家中的空间是否能再多住一个患者?居家环境及周边小区资源是否对患者有帮助?

5. 照护的能力

自己是否有足够的耐心(因为患者会重复问同样的问题、出现重复的行为等)、适性(能调整自己适应患者、能见招拆招)?对患者的经历及喜好是否了解?是否会舒解自己的压力?

与亲人协商分担照护责任

只有事前了解、沟通清楚,才能确定以后可以顺利完成对失智症患者的照护。即使经过讨论,决定了主要照护者人选,但照护失智症亲人是每位家庭成员的事,就算不能做到绝对的公平,但仍必须协商如何分担照护责任。必要时,您可寻求失智症专业人员的帮助。

1. 如果您是主要照护者……

如果您是主要照护者，为了使照护历程顺利，您必须做好以下准备。

★ 加强对于失智症知识的学习。

★ 学习照护技巧。

★ 锻炼自己的体力、心力。

★ 设定合理的照护目标。

多学习一点疾病知识和照护技巧，能在照护时少走弯路。而照护工作需要相当的体力、心力，因此平日就要有规律的运动、均衡的饮食、足够的睡眠、正常社交生活，以此积攒足够的体力以胜任长期的照护工作。

而所谓的"合理的照护目标"则是指，在医疗研究出现新的突破前，失智症患者的身体功能将逐步退化，若将照护目标设定为恢复父母的认知及记忆功能，恐怕只会给自己及父母带来挫折和压力，而合理的目标与期待则可有效减轻压力，例如希望失智父母能过得快快乐乐的。

2. 如果您不是主要照护者……

如果您不是主要照护者，则可以多提供帮助，减轻主要照护者的负担：

★ 多负担一些费用。

★ 帮助接送患者就医或到日间照护中心。

★ 在主要照护者分身乏术时，适时提供帮助。

★ 帮助寻找资源等。

有这样一个案例：爸爸患了失智症后，妈妈独自扛下照护的重担。因为不想影响子女工作，所以妈妈总是苦往肚里吞。长期的辛劳照护让妈妈身心出了问题，面对老伴疾病的每况愈下，妈妈因而萌生了轻生的念头。

于是妈妈喂爸爸吃了安眠药、自己也跟着服下，结果妈妈过世了，留下爸爸，让子女们伤痛欲绝。

事情发生之后，子女在悲恸之余，均悔不当初。如果当初多付出一点关心与帮助，或许妈妈的压力就可以减轻，悲剧就不会发生了！

照护者有责任主动表达需求、自己能力的限度以及需要的支持等。照护者不表达需求，其他家人也不清楚该怎么做，若希望他人主动来询问和帮忙，恐怕遥遥无期。但若患病的是父母其中一人，并由父母中健康者来照护，则身为子女的应该主动去了解照护者的需求，并提供适当的帮助。

在台湾地区，许多疼爱子女的父母担心给子女造成负担，往往选择独自承受，因此，为人子女者需要多体贴承担主要照护工作的父母。

为自己无力继续照护做准备

这么说或许很不吉利,但这却是非常实际且重要的问题。身为照护者的您,可能会因为意外或疾病而无法再继续照护患者,况且,如果患有失智症的人是您的另一半,多半您也不年轻了,身体状况可能欠佳,也没有足够好的体力长时间照护患者。此时,您有没有想过,万一(即使概率不高)您生了病,甚至先走一步,那么,留下来的患者怎么办?有人可以继续照护他吗?

我能一直照护他吗?

从您决定照护患者的那一刻起,就等于给了一个承诺,一个您会尽力照护好患者的承诺。您应该设想一切可能的状况,并针对这些状况预先想好对策。

您可以从以下几种状况去设想。

1. 如果我病了……

您有可能受了风寒,患上小感冒,头昏脑涨、精神不济,因而无法好好地照护失智症患者。您可能需要好好休息一两天，甚至有时情况严重一点，要一个星期才会痊愈，在这段时间内，谁可以帮助您？可能是其他的亲属，可能是短期的照护中心，或是居家服务员等，您要先想好，制定几种可行的方案。

但如果您本身也有慢性病，或者您生了重病需要长期休养，甚至必须住院治疗，此时，该由谁来照护患者？接任者了解患者的状况吗？他有照护失智患者的基础知识吗？他有能力做好照护工作吗？此时照护机构是否更有帮助？这些问题，都需要事先考虑。

此外，您最好在电话中设定几个紧急联络人，以便发生紧急状况时，可以在最短的时间内找到人协助。

2. 如果我先走……

万一年老的照护者比失智症患者先走，却没有提前做好安排，则所有事情将陷入混乱。

因此您必须知道"预立遗嘱"的必要性。预立遗嘱的观念及做法在台湾地区还不是那么盛行，但在非常状况下，这却是最有保障的做法。

在"预立遗嘱"中，您最好先规划好自己的丧礼安排、身后财产的分配、规划患者后续的照护事宜等。

事先妥善的计划有助于减少变故发生后的混乱。

与预立遗嘱相比，还有一个更灵活的做法，即"自益信托"。

协助他人进入状况

有些事情的准备及安排可能不是很容易就可以完成的，如果因为某些原因让您无法做到上述全部事项，但为了患者着想，您至少可以且要先做到的事如下。

1. **安排替代人选或机构**

确定接替者或照护机构值得您信任，能在您有困难时，接替您所做的照护工作。周全的做法是，您可以在平常有空时就写下照护这位患者的注意事项，包括患者的个性、情绪反应，喜欢什么、讨厌什么，最常发生哪些问题、通常怎么做能较顺利解决等。

2. **教其他家属照护患者**

除了您之外，其他家属也必须知道患者的实际状况，建议尽早让他们参与照护过程，以免在一无所知的状况下接手照护工作，使情况更加混乱。

赵太太患有失智症后，一直都是赵先生在照护她。因照护工作的烦琐及压力，使得赵先生忍不住打电话向子女抱怨。子女三不五时接到电话，忍不住跟赵先生说："妈妈辛苦照护您一辈子，现在她生病了需要照护，您却这么嫌弃她！"

一段时间后，赵先生不幸中风，没多久就过世了，照护妈妈的工作转到子女身上，这时子女才发现，原来照护失智的妈妈是这么的烦琐，因而对于之前不体谅爸爸的辛苦，导致爸爸生病过世而感到后悔不已。

3. 留给自己适当的空间

再次强调，照护失智症患者不能"全力、全时"投入，这对双方都不是最好的方法。您一定要有自己的时间做自己的事，从事自己喜欢的活动，学会让其他人参与照护工作，否则一旦您累垮了，患者的情况会更糟。

柯太太照护罹患失智症的先生已经有一年了。这一年来先生各种状况层出不穷，柯太太在带先生就医、料理生活上大小事之间疲于奔命。柯太太育有二子一女，孩子们长大后各自搬到外头居住，为事业打拼，且也都不负柯太太的期望，在事业上颇有成就，也因此，柯太太总是独揽照护先生的重担，不想"麻烦"孩子们，担心会影响他们的事业与生活。不过，在个别咨询时，柯太太表达了照护的压力，流着泪提到曾有轻生的念头。

其实类似上述案例的情况很常见，但独自承担照护工作并不是最理想的方式，因为如此一来，照护者肩上的重任将无法被分担，而且这种"一肩扛起"的"气魄"与"毅力"虽令人钦佩，但最常出现的结果就是照护者也患了抑郁症或其他疾病，并会影响照护质量。

照护者向其他人描述照护的困难及辛苦时，常因其他人并未亲身参与照护工作而无法体会。

比较理想的方式是，尽早让亲人参与进来，让亲人知道真实的状况，如此一来他们才会积极地帮助解决问题。

最后，要再三提醒照护者，要妥善利用社会资源。很多人认为，"看起来一切事情都在掌控中，不需用到日间照护中心及相关资源"，然而，善于运用社会资源才是双赢策略，也是负责任的做法。

如果想要让照护工作能长久圆满，请考虑以上问题。

part 2
实战篇

有了前面的准备,现在要进入真正的照护阶段了。
照护失智患者不容易,但若能掌握照护原则,
就能让照护工作事半功倍。
本篇也提出一些患者常见的问题行为、
安全上需注意的问题,以及可能需要限制患者的行为能力时,
可供解决的方式及建议。
即使到了后期该"放手"时,也有一些建议做法。

失智症的照护原则

照护一个失智症患者是辛苦的,因为患者除了会发生因正常老化而产生的疾病、行动等问题之外,更多时候他们的行为会让人觉得"不可理喻"或"难以忍受"。因此照护失智患者除了需要耐心与情商之外,还要学习一些照护技巧。

失智症患者从轻度、中度到重度,可能发生的问题都不同,因此照护者必须视患者退化的程度,去调整与患者互动的方式。因为照护者本身对本病的知识及照护方式有一定程度的了解,因此患者就诊时,主要照护者最好能一同前往,除了可以同医生交流患者情况,还可以了解病情进展及用药状况,以做好照护工作。

照护失智症患者,可遵循以下原则。

① 生活环境熟悉而稳定,生活作息规律

杜先生自学生时代就独自北上求学,进而在台北成家立业,南部乡下只剩独居的老妈妈,杜先生通常在假日时回乡看

妈妈。

妈妈的身体一直都很硬朗，生活也很独立，不要他人特别照护，但这几次杜先生带着家人回家，发现南部家里不再像之前那般整洁，妈妈讲话也常常颠三倒四，时常说一些数十年前的往事，甚至不认得杜先生。

在医生的诊断之下，确定妈妈患了失智症，生活已无法自理。孝顺的杜先生不放心妈妈一个人住在南部，将妈妈接到北部来住，以便就近照护。但妈妈才来不到一个星期，就嚷着要回南部的家，且常莫名其妙发脾气，失智的症状似乎更严重了。

对失智患者而言，一个熟悉的生活环境带给他们安全感，进而有助于他们病情的稳定以及日常功能的维持。上述的案例颇为常见，也就是子女不放心患者独居，将患者接到一个陌生的地方照护，这时最好的办法就是尽量将新的住所布置得跟原来的屋子一样。尤其是患者的房间，如果可以的话，最好连原来的家具一起搬过来，让患者觉得是在一个熟悉的环境下生活。

失智症患者需要一个稳定的感觉，因此为患者制定固定且规律的作息表是有必要的，特别是中度失智以后。例如起床、吃饭、散步、读报、运动、就寝等，进行时间及方式最好不要经常变动。当患者清楚知道下一阶段要做什么时，不但可以减轻他的焦虑，还可以使他们生活更独立。

对于平时活动量大的患者，固定的活动与作息有助于他们发泄多余的精力，减少他们游走的机会，而白天适度的活动也有助于患者夜间的安眠。

朱爷爷与大儿子同住，另外两个儿子在假日时会带孙子回来陪他。每到假日，家里人一多、变热闹了，朱爷爷就会显得很高兴，不仅一直讲话，整个人看起来也显得更有活力。

不过当晚上其他人回去之后，大儿子发现，朱爷爷当晚通常难以入睡，半夜起来走动的状况也比较多。这是因为平日过惯安静日子的朱爷爷在白天受到的太多刺激，晚上无法及时调整自己的情绪。

适度的刺激可以引发患者的兴趣并激发较多的反应，有助于减缓病情的恶化，也可让患者保持好心情。外在刺激太少可能使患者觉得无所事事而嗜睡，但若刺激量超过其负荷，也会引起患者的负面情绪、过激行为或影响睡眠。

每位患者对刺激的反应及耐受度不同，家属须细心观察且适当控制刺激的质量。在上面案例中，儿孙的来访对朱爷爷就是很好的刺激，只要总时间缩短一些、离开提早一些即可。

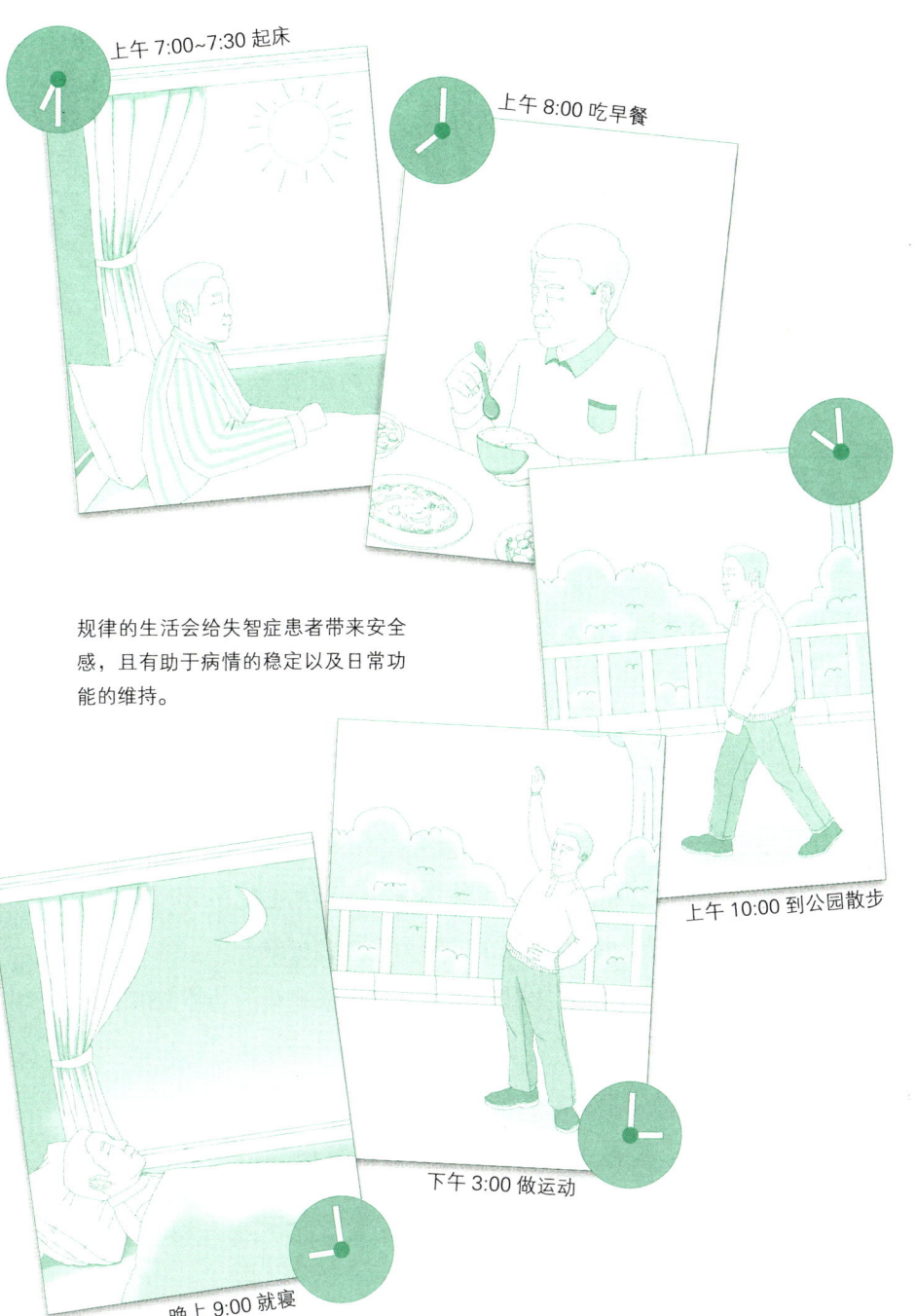

规律的生活会给失智症患者带来安全感，且有助于病情的稳定以及日常功能的维持。

② 把焦点放在患者的能力与长处上

自从王小姐的母亲患了失智症之后，很多事情都不会做了。例如妈妈以前的手很巧，能裁缝做衣，也是理财高手，处理财务一点都不含糊，但现在这些能力逐渐失去，王小姐因此而感到伤感与沮丧。

但在一次家属团体的活动中，组织者要家属们想想自己家中的失智症患者会做些什么事。就在成员热烈地比较"谁家的长辈比较厉害"的过程中，王小姐赫然发现，其实妈妈会做的事情还有很多，例如妈妈可以把洗好晾好的衣服折得非常整齐、能做简单的扫地工作、自己的个人卫生也维持得很好。平常只注意妈妈"不会"的地方，却忽略了她还有很多能力并没有消失。

疾病虽然夺去了患者某部分的能力，但患者仍然保有许多能力。既然失去的能力已经无法再恢复，不如把更多的时间及精力花在如何帮助患者将剩余的能力发挥到极致上。

家属及照护者应多多鼓励患者发挥尚未退化的功能，例如洗澡、穿衣、用餐等，家属只需扮演协助者的角色，切勿全权代劳，否则将使患者的功能退化得更快。患者原本会做、但现在不会的，家属可以先提醒他、带着他做，必要时才伸出援手。

照护者应发掘失智者还保有的能力，并接受患者逐渐失去某些能力的事实，降低对他的期望。否则若常因患者又忘记或做错什么事而责怪他，久而久之患者的挫折感、防卫心加重，就会更不愿意做事，双方的关系会常处于紧绷的状态。

③ 引导患者多参与生活事务

多鼓励患者参与家务事，不管患者家务做得好不好，家人都要赞美、感谢他。

杨太太的婆婆经诊断确定是患了失智症。因为婆婆只是轻度患者，因此医生建议杨太太，应尽量维持婆婆的基本生活能力，不要什么事都帮她做好。

但几次的复诊，医生发现婆婆的病情恶化得很快，询问之下才知道，杨太太因为受到传统观念的影响，觉得"老人家年纪大了就应该享清福"，所以生活的大小事都帮婆婆处理得好好的，在婆婆患病之后，觉得她应受到更好的照护，因此连吃饭、倒水、洗脸这类小事，都不敢让婆婆自己来，但尽一番孝心的后果，却使婆婆病得更重。

类似杨太太的状况其实很常见。东方社会的传统礼教认为,要老人家做事是非常不孝的行为,更何况这位老人家已经生病了,更应该受到无微不至的照护。对杨太太而言,还有一个很难克服的心理障碍,就是她是以媳妇的身份来担任照护患者的角色,媳妇"叫"婆婆去做事,更是大逆不道的行为!

但是,这些观念及做法对一个失智老人而言并不适用。因为这种无微不至的照护,剥夺了老人家活动及维持运用能力的机会,对他的病情反而有害。

家属可以用"请老人家帮忙"的心态,用"虚心请教"的态度,请他们协助做一些简单的事。在日常生活中,视患者的情况让他自己用餐、换衣,不要什么事都帮他们做得好好的。

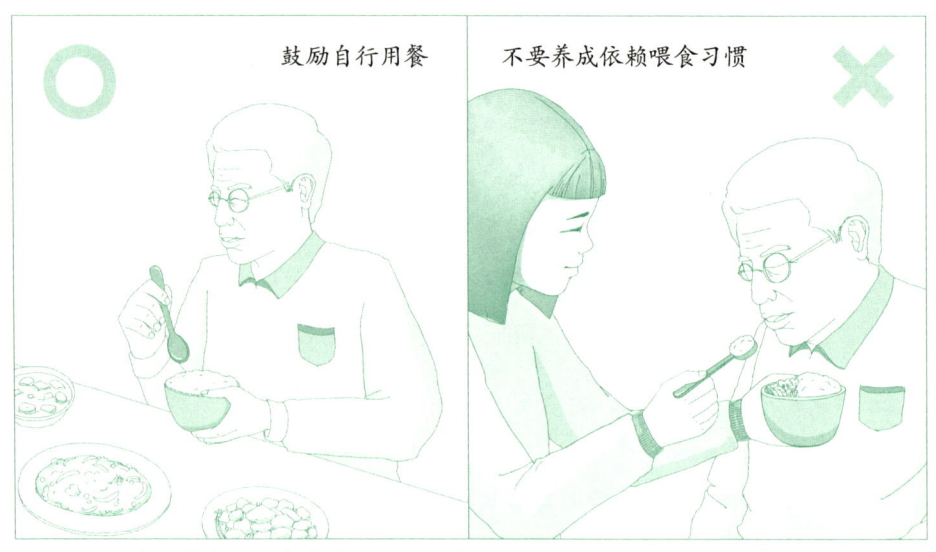

照护者应多多鼓励患者多使用还没有退化的能力,例如洗澡、穿衣、用餐等,家属只需扮演从旁协助的角色,切勿全权代劳。

至于媳妇们则应该告诉自己及他人，这么做是站在"为患者的病情着想"的立场，不必有罪恶感。同时找机会与先生、妯娌们共同讨论照护方法，努力形成共识。

另外常见的情况是，如果经济条件许可，有些家庭会雇用外籍看护工来帮忙照护失智症患者，照护患者变成看护工的工作，是要付费的，因此家属往往会要求他们将患者照护得无微不至，但如此一来反而会加速失智症患者能力的退化。

洪先生是一个非常爱干净的人。但在患了失智症之后，他的爱干净却成为他和妻子两人争执的焦点。洪先生的妻子抱怨，先生非常爱刷洗浴缸，每日洗完澡后，总要把浴缸彻底地刷一遍。

洪先生的妻子认为，他洗完了之后还有家人要使用浴缸，这样做只是白费力气，跟他说过好多次，但他总是一意孤行、屡劝不听，有时如果妻子坚持不让他刷洗浴缸，洪先生就会非常生气，两人时常为了这件事而闹得很不愉快。

在上面案例中，洪先生刷洗浴缸的行为，不但可以让他有适度的活动，而且，因为他在做他自己喜欢的事（让浴室保持干净），所以心情会很愉快，生活能力也可以得到某种程度的维持。因此洪太太不但不应该阻止洪先生，还应该把洪先生的主动视为"求之不得"的事，唯一要注意的是患者的安全问题,例如浴室内要铺上防滑垫,以免患者踩到湿滑的地面而跌倒。

照护者应在安全的前提下,允许患者做他想做的事,并适度调整自己的标准和习惯。给他较多的自由,降低照护者对他的控制。

照护者应多发掘失智者尚存的能力,并鼓励患者多动手,使其有成就感,并减缓能力的退化。

轻度失智、85岁的唐伯伯虽然记忆力很差,但唐妈妈引导他与小朋友下围棋,他指导小朋友效果很好,半年内使小朋友晋升三级!

＊＊＊

轻度失智、55岁的陈大哥虽然生活能力比以前差了很多,但仍可协助接待外国人,并介绍台湾地区的美食。

＊＊＊

国际失智症协会荣誉副主席 Nori Graham 来台访问时,她事先学习中文"你好",打算向瑞智学堂长辈打招呼。见到学堂80多岁奶奶时,Nori 说"你好",奶奶热情地回应"How are you?"令 Nori 十分惊喜!

④ 交付患者简单的工作，开发新的能力

黄先生患失智症之前，在医院内担任行政主管的职务，生病之后，由太太全心照护。黄太太非常积极地帮助丈夫进行治疗，而为了防止他变得愈来愈退缩，还经常拉他出去唱卡拉OK、参加妇女会活动等。平常在家中，则训练他做洗被单、折棉被、换床单等简单的事务。

黄太太说，以前黄先生有些大男子主义，什么家务活都不做，现在经过训练之后，反而比以前做得好呢！

上面案例就是一个很成功的例子。失智症患者的记忆力及认知功能会一直退化，但只要用对方法，其生活能力却能稳定地维持很长一段时间。有位太太就经常要患有失智症的先生骑摩托车载她到市场买菜，因为虽然先生不太认得路，但骑摩托车这样的技能却还没忘，只要太太在后座为先生指路即可。

失智症患者并非不能学习新的事物，只是速度较慢、效果较差。让轻度失智症患者做一些简单的工作是必要且非常积极的做法，通常这些事可能是他之前就会做的，也可能是他之前从没做过，但通过简单的训练及指导就能学会的。失智症患者在不断练习的过程中，可间接地减缓病况的恶化。

但是，不建议让患者学习困难的新事物，如复杂度较高的语文、烹饪等，因为无法指望患者能学会，且也不切实际。相

比之下，以操作为主的内容就比较容易了，例如运动技巧、生活技能等。

以在瑞智学堂中的成员之一周爸爸为例，他参加了合唱团，他的女儿说："从来没听过爸爸唱歌，没想到爸爸唱得很不错呢！"

5 帮助患者维持尊严及价值感

自从患了失智症，陈妈妈就很少有机会做家务。对于从年轻时就一手包办家中大小事务的陈妈妈来说，总觉得若有所失。有一次，女儿在她的央求下，答应让她清洗该日晚餐的碗盘。陈妈妈站在流理台前洗着碗，而女儿意外地发现，妈妈脸上露出了久久未见的灿烂笑容。

患者本身也需要成就感与认同感，他们也希望能对家庭有贡献。因此应该让失智症患者参与家务劳动及家庭聚会，让他们有机会贡献自己，觉得自己有价值。以一个简单的洗碗动作为例，虽然患者非常可能因为能力退化而洗得很久，或因为洗碗的方法不太对而浪费很多水，甚至洗不干净，但从专业的角度来看，患者愿意去洗碗，就已经是件值得赞赏的事了。

家属碰到这种情况时，只要没有安全顾虑（例如使用危险的器物）或时间上的考虑（例如半夜），就应该放手让患者去做。因为如果患者呆坐着什么事都不做，对病情和健康有百害而无一利。

日间照护中心新来的程小姐还没有接受失智照护的训练。上班第三天，她对轻度失智的王奶奶说："奶奶乖，我们去洗手再吃饭。"王奶奶一听马上变脸，严厉地说："不准这样对我说话！"程小姐吓了一跳，马上向王奶奶道歉。

有时候，患者的表现会像个小孩子一样，但家属应注意，患者是一个有感觉的成年人，家属任何一个不当的举动或言语，都可能让他觉得受伤。家属不应以对待小孩的言语与态度对待他们，而应以疼惜孩子的心情来爱他。多多以真诚之心赞美他，让他觉得有成就感。且应顾虑到他的面子，不要在他面前和别人讨论他的病情和行为症状，仿佛他不存在一样。

对于"不要在他面前和别人讨论他的病情和行为症状"这个原则，照护者常会犯的错误是在带患者就医时，因为诊断的需要，要告知医生患者有哪些问题行为或异常举止，但如果家属直接在患者面前陈述给医生听，患者的自尊心可能会严重受挫。因此建议家属或照护者可以把患者的状况详细写在纸上，就诊时交给医生，如此一来既顾及了患者的尊严，医生也能很清楚地了解患者的现状。

另外，在日常照护中不忘维护患者尊严的做法，可用一个常见的例子来说明：当患者不小心尿湿裤子时，照护者不要责备他，要告诉他："没关系，换条裤子就好了！"接着照护者要留意患者喝水的时间及下次可能的排尿时间，到时提醒或带患者上厕所。

梁太太的公公是轻度失智症患者。梁太太遵从医护人员的建议，让公公自己做很多日常生活上的事。例如用餐时，梁太太会在公公座位下铺一张报纸，即使公公吃得到处都是，只要饭后将报纸收一收即可。梁太太说，现在公公吃饭虽然很慢，但从不要家人喂，公公看起来情绪也还不错，因为他能自己喂饱自己，维持了尊严。

有些家属会认为，与其让患者弄得一团糟，倒不如先帮他做好。但这是不恰当的想法，因为不让患者练习，他就没机会做。试想，如果患者吃饭需要您喂一口、他吃一口，长久下来，照护者与患者的情绪都不会好到哪里去。而像梁太太这种"事后再来收拾"的做法，其花费的力气不多，而且有利于降低冲突，缓解与患者的紧张关系，同时让患者享有尊严。

6 减少与患者的冲突，与他维持良好的沟通

阿公这几天不但饭吃得少，也不爱活动。儿子媳妇觉得很奇怪，担心阿公身体不舒服。医生检查之后发现，阿公似乎在情绪上有些问题，便询问儿子最近是否有什么事让阿公不愉快。儿子想了很久，才突然记起前两天天气很热，可是阿公一定要穿喜欢的那件厚外套出门，他怕阿公热坏了，坚持不给他穿，阿公很生气。但他没想到，已经过了好几天，阿公的情绪仍然无法恢复。

保持患者的好心情非常重要，这也是为什么要时常提醒照护者，勿与患者正面冲突，不要和他产生争执。因为患者心情不好，配合度就低，容易对照护者造成困扰。

生气的情绪不容易排解，可能事情过去了，但坏情绪还在。也就是说，患者可能已经忘了曾经发生什么事，但他就是一直觉得气呼呼的。所以这里要特别强调，面对患者时不要强化当下的矛盾，能化解的事就化解。持续吵闹、争执的结果，将会强化冲突，进而强化了患者生气的情绪。

在愉悦情绪方面，以台湾失智症协会中的许多患者为例，患者们可能不记得在协会里做了什么事，只记得协会工作人员对他们很好，到协会去是一件开心的事，因而非常愿意到协会走动。*

---

* 记忆与情绪的关系

记忆与情绪有着密切的关系。人类的脑部透过杏仁核（amygadala）来调控海马回的记忆功能。良好的情绪有助于学习与记忆。

经常称赞患者,与患者建立"好朋友"的关系,和他站在同一立场上,对照护是有帮助的。

卢小姐费了九牛二虎之力才说服妈妈来参加瑞智学堂的活动,学堂老师用妈妈熟悉的语言——日语称赞妈妈"你很漂亮",妈妈听了很开心,之后老师请卢妈妈担任日语老师,于是以日语称呼卢妈妈为"老师"。

约一小时后,卢小姐拉着妈妈的手表示要回家了,卢妈妈反而拉回女儿的手说:"再多坐一会儿嘛!"

* * *

王老师担任小学教师40年,72岁时患上轻度失智,近期记忆很差,经常重复同样的话、同样的动作,令配偶十分困扰。王老师性格内向,不爱参加团体活动,家人担心他愈来愈退化,千方百计带他去参加瑞智学堂。

在课程中带领的老师以"王老师"来称呼他,同时每次课都会讲王老师从教40年来的一些事迹,并耐心同他交流,不厌其烦。几次之后,王老师已经能自己记住去学堂上课的时间,且随身携带学堂老师的名片。

因为疾病的关系,照护者与患者常会发生沟通不良的情况。关于与失智症患者沟通的有效程度,身体语言和说话音调占90%,讲话内容只占10%。身体语言包括面部表情、身体姿势等。因此,照护者可多借助非语言的方式来和患者沟通。若失智者能接受的话,可借助拥抱或触摸来表达爱和关怀。最好的沟通是谈熟悉的快乐往事,因为失智者的远期记忆受影响的时间较晚。

与失智者沟通的技巧

失智者可能因为认知、视觉、听觉功能的退化以及环境因素,而产生沟通不良的问题。因此,在和失智者沟通时,若能注意下列事项,也许有帮助。

1. 确定他们听到您在对他说话

依失智者需要,可在互动中常叫他的名字并说出照护者的姓名,令其知道谁在照护自己。说话时眼睛看着他,并让自己在失智者视线所及的范围内,确定他能看到您、听到您说话,也知道您在和他说话。

2. 话语简短清楚,并用手势、身体姿势、图片来辅助

指导患者做事时,将复杂步骤分解为几个简单步骤,试着一步一步地引导,并肯定他已完成的部分。一次只给一个指示,一次只问一个问题。若患者病情为中重度,则应以肯定句代替疑问句。

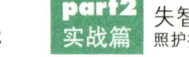

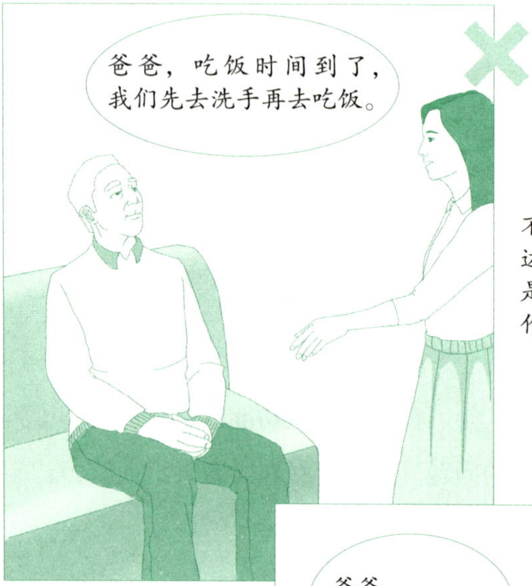

爸爸，吃饭时间到了，我们先去洗手再去吃饭。

不要一次给患者下达太多指示，最好是一个指示一个动作地进行。

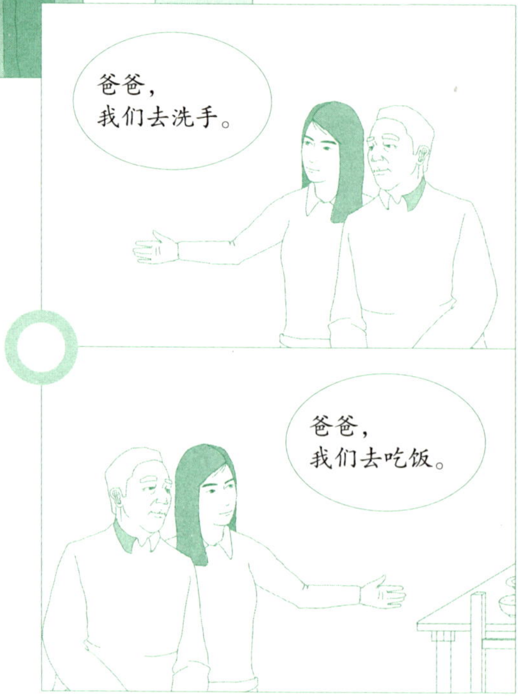

爸爸，我们去洗手。

爸爸，我们去吃饭。

3. 依失智者的理解能力，调整说话速度

慢慢地说，避免音调过高，因为这样反而会更听不清楚。必要时不断重复这些话，并使用相同的用语或说法。提供简单选择机会，如散步或是看电视，并给失智者足够时间反应，不要催促他回答。

4. 留意失智者是否有身体不适

失智症患者的生活环境应安静、少噪声，留意失智者是否有身体不适之征兆或过于疲累。请医生评估听力及视力障碍，必要时佩戴眼镜或助听器。

5. 多肯定、少否定、勿争辩、不纠正

多说"您可以……"，少说"您不可以……"。避免和失智者争辩，或催促、责骂、指使患者，也不要表现出"怜悯"的态度，或一直问他"记不记得……"等。

(7) 注意患者的安全，防止意外发生

一天下午，阿妈突然间抱着肚子，神色痛苦，告诉家人：

"我快生了啦!"家人带她去看医生,诊断为阿妈吃下太多食物,导致肠胃炎。回到家之后,家人才发现,厨房里的卤蛋已经被吃得一颗不剩,算一算阿妈大概吃了 20 颗!

患者因判断能力、身体协调性降低,其日常生活发生意外的概率也会增加。应尽可能保证居家或生活环境的安全,因为有时即使是看来安全的物品,也会因为失智者的不当使用,而发生问题。

例如上面案例中的家庭是个大家庭,所以东西都会一次准备很多。失智者会忘记他已经吃过东西,看到有现成的食物就会想吃。

照护者稍不注意,患者就可能吃下过多或不适当的食物。虽然鸡蛋是营养丰富的食物,但一次吃下那么多鸡蛋,老人家的肠胃肯定无法消化。

食物还好,若是危险的物品例如利器,或者清洁剂、老鼠药、防腐剂等,就可能让失智症患者受伤或导致不幸的后果。

安全上须注意的问题

虽然我们鼓励家属尽量让失智者从事一些活动或家务,但仍要提醒照护者注意以下几个问题,以免让失智者暴露于危险中。

1. 危险物品

　　失智者操作能力范围外的东西，例如利器、电熨斗、锯子、老鼠药、杀虫剂、农药等。因失智者的记忆力及判断力变差，使用危险物品时可能导致自己或他人受伤。例如除草机开了就忘了关、将锋利的刀子置于桌子边缘等。

2. 危险环境

　　★ **马路**：失智者的判断能力不足，因此常无法顺利过马路，或开车上了高速公路就回不了家。

　　★ **夜晚或阴天**：光线不足加上环境线索减少，让失智者找不到平常回家的路，很容易迷路。

　　70岁轻度失智的朱先生就表示，白天可以找到回家的路，但晚上就很困难，他说："明明就是这个方向，可是怎么就是走不到呢？"

　　★ **不熟悉的户外环境**：如公共厕所，通常设有多个出口，常会令失智者找不到原来进去的出口。在拥挤的地方，失智者也容易失散在人群中。例如在人多进出电梯时，常造成一人在外、一人在电梯内而失散的意外。所以千万不要冒任何风险，让失智者处于危险、陌生的环境。

3. 危险操作

例如将金属制品放到微波炉里、用煤气炉烧开水忘了关、电炉使用不当、拿塑料容器去煤气炉上面煮等。

4. 危险社会情况

有的失智者在轻度时还负责管理公司事业或处理财务问题，就是一种很危险的社会情况。因为他可能在判断力不足的情况下替人作保、签支票，或决定公司重大政策等。

⑧ 让亲友、邻居了解，家中有失智症患者及其病况

夏太太最近常觉得邻居看她的眼神怪怪的，夏太太跟他们打招呼，他们也都很客套敷衍，不复往日的热情。

有一次她鼓起勇气询问一位邻居，才知道原来患有失智症的婆婆到处跟邻居指控夏太太偷拿她的钱，还不给她饭吃。夏太太心中满腹委屈，既伤心又生气，因为她对左邻右舍隐瞒了婆婆有失智症的事实，竟让她蒙受了不白之冤。

* * *

彭伯伯在村中是家喻户晓的里长伯，失智之后家人不避讳

地让村人知道，彭伯伯找不到路回家时，村人都会主动带他回家，无形中减轻了家属的照护困扰。

当家人罹患了失智症，初期家属通常不愿意告诉邻居家中失智者的情况，因为失智症患者的一些异常表现，常让家属觉得没面子，而对患者的病情刻意隐瞒，事实上这样做并不可取。

失智患者因为疾病的关系会产生妄想及妄语，往往造成他人甚至是亲友间的误会。因为失智者在初期时外表和一般人没有两样，他行动自如、说话可能也还算流利，一般人在短时间内不会察觉他的病态，因此若患者指控某个儿子或媳妇对他不好，没有同住一起的亲友不明就里，往往会信以为真而对该照护者加以责怪。如果涉及钱财问题，就会造成更大的纠纷。

因此，家属应该坦然地告诉亲友及邻居家中失智者的病情，一方面解除其他家庭成员的疑虑，另一方面也可以通过亲友和邻居的帮助，降低患者发生危险的可能性。同时家属可能会发现，当自己把实情说出来之后，才知道原来许多长辈也都出现了失智症状，这问题是普遍存在的。

9 依照患者的独特性及病程,改变照护方式

在家属团体的分享中,成员发现,每个家中的"老宝贝"会出现的问题都不一样。有一次在分享"用餐"的问题时,陈太太表示,妈妈在团体中可自己吃饭,但在家中则需要家人喂食,让家人颇感困惑;王太太则说,婆婆在家中可以吃得很好,但只要环境人多、嘈杂时就会发脾气不吃。

一百位失智患者,就有一百种样子。没有两位失智者是一模一样的,须尊重每一位失智者的独特性,但应多吸取他人的照护经验,可激发自己发展出更好的照护方式。了解失智者过去的背景及生活经历,有助于理解患者的情绪及反应。

吴太太在轻度失智时可以自己挑衣服、穿衣服,完全不用家人帮忙;而发展到中度时,则两脚会穿不同的鞋子或穿着睡衣出门,此时家人要帮助准备好衣服并看着她穿;到了更退化的阶段,吴太太拿着衣服不知如何穿,家人必须在旁,一个指示、一个动作地引导她穿衣。

即使面对同一个患者,其照护方式也并非一成不变。
失智患者的行为症状会随病程有所变化,这个月的困扰行为可能和下个月不同,照护者必须用心观察、依照其状态来调

整照护方式。

照护失智症患者不容易，需要很大的体力、心力、耐力以及许多的包容。

家属可在患者接受的范围内，多以身体接触的方式传达温暖关怀。例如拍拍他的肩、抱抱他、拉他的手或触碰他的手臂等，传达对他的关怀及爱。

问题行为的照护方式

失智症患者中,有 90% 以上的患者会出现问题行为,这些问题可能不会同时出现在一个患者身上,且依患者的病程不同会有很大的差异。虽然患者的问题行为让人困扰,但照护者仍有应对之道。

患者的问题行为的确让人困扰,以下分别提供照护应对之道。

失智症患者的问题行为包括:

★ 妄想。

★ 虚谈。

★ 幻觉。

★ 情绪障碍。

★ 游走及走失。

★ 不适当的行为。

★ 暴力或攻击行为。

★ 拒绝行为。

★ 性的问题。

【妄　想】

每到黄昏时，常可以看到一位老奶奶拉着一位少妇，在公园东张西望似乎在寻找什么人或物品。经过询问，原来这位老奶奶在寻找自己的女儿。旁人问这位少妇："那她的女儿呢？"少妇啼笑皆非地回答："就是我啊！我妈患有失智症，她总是拉着我要我一同找她的女儿呢！"

∗ ∗ ∗

古先生负责照护罹患失智症的妻子。有一天他的妻子突然跟他说："您不要再来找我了！我已经是个有夫之妇了！您赶快走吧，我先生等一下就回来了！"古先生因为知道妻子的病情，也知道不需做无谓的争辩，因此便起身到大楼的中庭绕了一圈，20分钟之后再回到家里。他的妻子看到他非常高兴，如释重负地跟他说："还好你回来了。刚刚有一个男人冒充你一直来找我，很烦呢！"

∗ ∗ ∗

周先生下班一回到家，就看见妻子满脸委屈且不知所措地坐在客厅，而坐在沙发上另一头的妈妈则是满脸泪痕。周先生感到十分疑惑，赶忙询问妻子到底发生了什么事。原来是周先生的妈妈今天下午吵着要吃饭，媳妇告诉她说："才吃完午餐，晚一点再弄点心给您吃。"可是婆婆却很生气地指责媳妇不给她饭吃，让她饿肚子，媳妇眼看婆婆不听她的解释，便到厨房拿出午餐吃过、但还没洗的碗说："您看，我们已经吃过午餐了,碗还没洗呢!"想不到婆婆竟然哭了起来,说:"你看,我怎么这么没用,连是不是吃过饭都不记得了!"

＊＊＊

汤先生打电话到公安局报案,表示儿子要害死他,警察赶到现场,押着汤先生及儿子到公安局一番审问之后,才了解原来汤先生失智了,与儿子冲突吵架之后,认为儿子要害他。之后,汤先生偶尔还会打电话报警,警察除了安抚他,同时也会配合"教训"一下他儿子。

妄想是中、重度失智症患者常见的症状,它是一种"不实、但令患者深信不疑的想法"。妄想的内容非常多元,通常可归纳为几类:

★ 有人偷他的东西。

★ 认为自己居住的地点不是自己的家,吵着要回家。

★ 以为配偶或照护者是冒充的,要赶他们出去。

★ 以为配偶外遇或照护者不忠。

★ 觉得会被遗弃或被害。

当患者出现妄想的症状时,与他争辩是无效的。大多数的照护者在开始时会不断解释、与患者争辩,甚至拿出身份证、房地契证明自己的身份或告诉患者这就是他的家,然而到最后会发现全都徒劳无功。

因此请切记，勿与患者争辩，否则除了可能导致患者生气之外，少数较严重者还会有继发性的言语或肢体暴力，后果更难处理。

照护者可以这么做

★ 在可能的范围内顺着患者的意思，例如第一个案例中，女儿就带妈妈外出，把它当成是妈妈的运动，让她外出走走、看看外面的世界。

★ 在外面时女儿可以趁机与妈妈聊聊天，转移她的注意力，半个小时之后再回家，这时患者往往早已忘记她出门的目的是什么。

★ 有时候妈妈在不恰当的时间（例如深夜）想要外出找女儿，女儿会故意跟妈妈说："好，我去换件衣服，你等我一下。"10分钟之后换件衣服出来，找个话题引开妈妈的注意力，有时也有效。

当失智者因找不到东西或纯粹妄想而指控别人偷窃时，照护者千万不要否定患者的想法或与他争执，否则可能造成更大的情绪问题。此时可以试着：

★ 到患者平常放东西或最喜欢藏东西的地方找找看。

★ 将重要的物品多准备一份，例如钥匙。

★ 倒垃圾前检查垃圾桶，以防止把失智患者藏在垃圾桶中的贵重财物丢弃。

★ 用温和的态度帮助患者寻找失物，再适时地转移他的注意力。

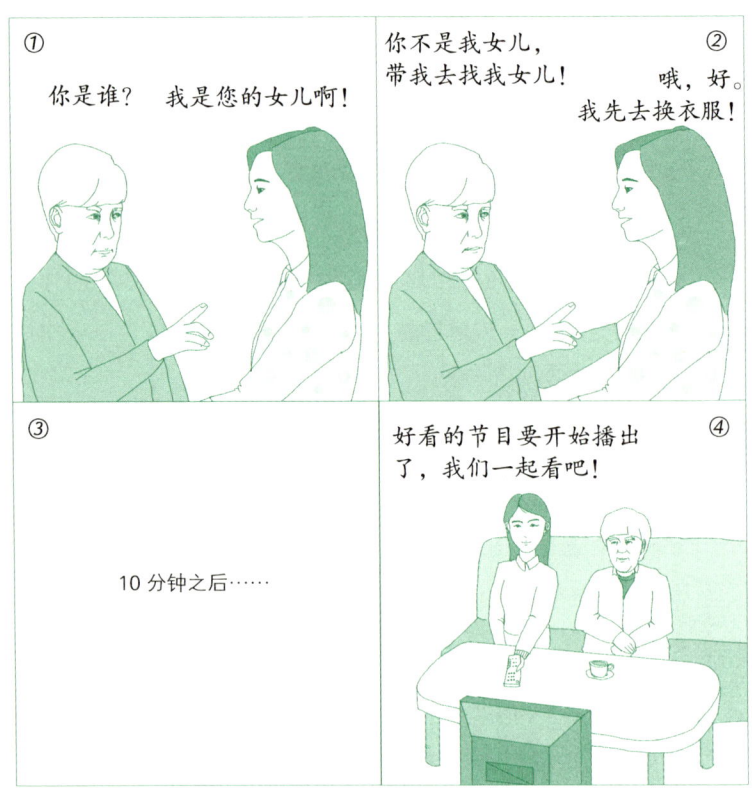

失智患者可能产生妄想，或不认得照护者，照护者应避免与他争辩，并适当地转移他的注意力。

曾有失智症患者家属问："如何可以让患者承认他错了？"这对失智症患者而言恐怕难度过高，因为一方面患者判断力有障碍，不觉得自己错了，另一方面他有记忆障碍，可能已经忘了曾经做过某件事。

有时候照护者举出各种"证据"证明对方是错的，却让患者感到羞愧甚至恼怒，所以，谁对谁错并不是重点，深究也没有任何意义，重要的是了解患者的需求、认同他的感受，然后用他感兴趣的事物试着转移其注意力，让他维持好情绪。

【虚 谈】

在门诊室中，医生问一位患者早餐吃了什么。患者侃侃而谈："早餐我吃烧饼、油条、豆浆。"但当医生转而向家属求证时，才知道当天早上患者吃的是稀饭，而烧饼、油条是前几天吃的。

虚谈是错误记忆的产物。通常失智症患者会把不曾发生的事或之前经历的时间和地点错置、混淆，当成是今天或刚刚发生的事。患者无法分辨哪些内容是正确的，因而虽然讲得像是有那么一回事，但通常都是不实的。

照护者可以这么做

家属只需注意,如果虚谈内容不会对患者的情绪造成影响,即可以置之不理。另外,一定不要与患者争辩什么才是对的!

【幻 觉】

已到了就寝时间,但妈妈坐在床头就是不肯躺下睡觉,眼睛还一直往床尾方向望去。儿子进来提醒她该睡了,她说:"为什么那些小孩一直在我床上玩?他们是谁?你赶快叫他们回家,不然我不能睡觉。"儿子听了心里直发毛,因为房间里除了他和妈妈,没有任何人。

路易体型、血管型失智症或阿尔茨海默病型的失智症患者,到了中、重度时,产生幻觉的概率相当大,尤其是路易体型的患者,发生幻觉的情况特别普遍且严重。

失智症患者的幻觉与精神病患者的有些不同,精神病患者是以听幻觉为主,但失智者通常会发生视幻觉的现象。其幻觉内容相当多元,可能包括看到熟人、已逝去的亲人、陌生人、小孩、动物、昆虫、蛇等。

颜妈妈进入电梯,看到镜中自己的影像,就说:"你也来这里啊?"平常吃饭时,会招呼镜中的自己一起来吃饭。另一位失智的唐妈妈则是非常愤怒地对镜中的自己说:"赶快闪一边,不要挡住我的路。"

有些幻觉的产生原因很难加以解释,但有些则是错觉。幻觉可能因环境有反光而产生,例如镜子、水族箱或透明玻璃等。举例来说,患者用餐时坐在面对玻璃窗的位置,在白天时因为光线明亮,所以不会有问题,但到了晚上因为室内开灯造成反光,使老人家看到自己的倒影,他们会误以为那是别人。另外,有些中、重度失智者在搭乘电梯时,看到镜中自己的影像,也会跟"他"打招呼,甚至跟镜中的人讲话。

幻觉或错觉通常发生在光线不足时,例如黄昏或晚上,称为黄昏综合征(Sunset Syndrome)。因光线的变化会让患者觉得不安,而加重他的幻觉或错觉。如果对患者而言不会造成情绪或暴力行为,在安全的前提下,家属可以不必处理它,家属也无须把他说的内容当成恐怖的事。但假设幻觉的内容令患者不舒服或害怕,而产生继发性的情绪或妄想时,家人就必须处理。

照护者可以这么做

★ 如果是反光造成的问题，可以用窗帘把窗子遮住，或把玻璃换成磨砂玻璃。

★ 家属可以拿东西去触碰、用手去摸失智者说有其他物体的地方，利用两个感官系统的冲突，让这些幻觉自然地消失。

★ 加强夜间室内的照明，也可以减少幻觉。

【情绪障碍】

失智患者常见的情绪问题包括：

★ 情绪低落、抑郁。

★ 焦虑及恐惧。

★ 害怕独处。

★ 严重依附照护者。

血管性失智症特别容易产生抑郁的症状，比例高达40%~50%。患者有时候会有"情绪失禁"的现象，也就是对于生活中发生的一些小事，患者会突然号啕大哭或放声大笑。例如因为看到一段时间不见的亲友，或在电视上看到稍微有点感人的画面而突然大哭；以及因轻微的刺激或不是很好笑的笑话，就突然很大声地笑。

这些超出情绪强度的表现或反应，事实上是因为大脑控表达情绪的部位，也就是大脑额叶到桥脑的通道受到阻塞而导致。

基本上，有"情绪失禁"现象的患者会倾向于爱哭或爱笑，但事实上哭与笑这两种情绪在表达时，会用到同一组的呼吸、咽喉、脸部肌肉，因此在极端的情绪时，它们的表达方式是非常接近的。

照护者可以这么做

碰到这种状况时，家属不需太过紧张，因为这种情绪就像一阵风，爆发时很强，但一下子就过去了。处理方式包括：

★ 避免会造成尴尬的环境，例如不要带容易放声大笑的患者去参加严肃或悲伤的场合（例如追悼会）、不要带容易哭的患者出现在喜事的场合。

★ 如果情况非常严重，可咨询医生或请医生开药治疗。

在阿尔茨海默病患者身上较常见的情绪障碍，是焦虑或焦躁不安的状况，表现出来的行为可能会是一直重复问相同问题，次数可能达到数十次。重复问问题的现象一方面可能是因为患者记性差，问过之后马上又忘记，另一方面可能是患者对即将到来的事情感到焦虑。

照护者可以这么做

照护者要了解，这种情况纯粹是因为疾病而引起的，不是患者故意找麻烦，因此在处理上，可以参考以下建议：

★ 简短、明确地回答患者的问题。

★ 如果患者还是不停地问，则可以在回答之后顺势转移话题到他喜爱的事物上，或利用怀旧方式引导患者离开当下的情境，才有办法解决他一再重复问问题，以及让照护者感到压力的情况。

★ 平时尽量安排患者有兴趣的、能参与的活动，以减少重复问问题的频率，白天可考虑到日间照护中心参加活动。

妈妈患了失智症之后，由女儿负责在家照护。女儿发现妈妈有很严重的依赖行为，常常跟在她身后，女儿走到哪里她就跟到哪里，有时连上厕所妈妈都要跟，跟到厕所门口，还不准女儿关门，女儿觉得妈妈变得像她的影子一样，让她很困扰。

照护者可以这么做

上面的例子是因为患者极度缺乏安全感，害怕照护者会离他们而去。此时，建议照护者：

★ 温柔对待患者，有时可以利用肢体接触的方式，例如碰触他的手臂、抱抱他,让他产生安全感。

★ 当必须离开他的视线时(例如做饭),可以找些事情给他做,例如请他帮忙叠衣服、让他看喜欢的电视节目,分散其注意力。

★ 需储备照护替手,让自己有喘息空间。若离开的时间较长,可以请别人代为照护一下患者。

【游走及走失】

吴奶奶是一位 60 多岁的额颞叶型失智症患者,有非常严重的游走需求。由于吴奶奶家住乡下,且家中开了个小杂货店,所以邻居们彼此都熟识,也都清楚吴奶奶的病情。每次只要吴奶奶又出来走动,邻居们都会帮忙注意,有时吴奶奶走得太远,热心的邻居们便会去唤她回来,或者赶紧打电话通知吴奶奶的家属将她带回,以免发生意外。

游走指的是失智症患者一种漫无目的的走动行为,易使患者走失或迷路,甚至进入不安全的环境,对自己造成伤害。游走的现象会发生在各个类型的失智症患者身上,据了解,有将近 60% 的失智症患者会有不同程度的游走行为,因此,对游走问题的处理,成为照护者一个很大的挑战。

特别是额颞叶型的患者，以及行动力很好的患者，会有极大的游走需求，他们可以整天不停地走动。

失智者发生游走的可能原因有：

★ 患者还活在以前的生活里，例如起床后吵着要去上班、要去找已逝去的亲人等。

★ 对原本熟悉的人、事、物感到陌生。

★ 对于不熟悉的影像、声音或幻觉感到恐惧，或想要离开嘈杂、拥挤的环境。

★ 在新环境中迷失、搞不清楚方向。

★ 想要寻找特定的人（例如自己的女儿）、地方（例如厕所）、食物。

★ 因缺乏活动而焦躁不安。

★ 服用的药物有引起焦躁不安或意识混乱的副作用。

上述原因都可能造成失智者游走而离开家门，开始时患者偶尔还可以自行走路或搭车到达目的地，但到后来迷路、走失的情况就会愈来愈频繁。

照护者可以这么做

为了预防患者因游走、迷路而发生意外，可以采用以下做法：

★ 有计划地安排患者一天的活动，鼓励患者参与活动或参与日常家务，避免让他无所事事，可考虑参加日间照护中心的活动课程。

★ 减少环境中噪声与混乱的状况，避免使患者焦虑不安，若患者坚持要出去，则家属可以陪他在院子或附近街道以及公园走走、透透气。

★ 如果环境许可，可设置一个循环的、安全的游走通道。如果家中空间不是很大，也可安排适当环境，例如利用家具与墙形成一个通道回路，让患者来回走动。

★ 随时留意患者状态，例如是否需要上厕所或肚子饿等，并让患者保持好心情。

★ 用窗帘或屏风将主要出入口遮挡住，以免患者看到门就想出去，门窗应加锁，或在门窗和出入口加装风铃或传感器，只要患者一出门就可以及时被发现。

★ 让邻居了解患者情况，必要时提供帮助或联系其家人。

★ 家属应备有病患近期照片，以利走失后的迅速找寻。

再次提醒

预防走失的照护技巧

从发现有轻度失智开始,患者就该随时携带能辨识身份的证明文件或资料(可由家属帮患者准备),具体如下。

★ **名片**:可以是患者自己或家属的名片,上面印有姓名、住址及联络电话等。名片最为方便,但缺点是在换了衣服之后,常忘了要将名片放进去,所以要养成习惯。

★ **在患者的随身物品上注明联络方式**:例如钥匙圈、打火机、香烟盒、皮夹。

★ **在衣服上绣名字及联络电话**:每一件衣服都应绣上信息,否则会发生换了衣服就没有联络信息的状况。

★ **防走失手环(爱心手环)**:可以申请防走失手环,或自己打造一条刻有联络方式的链子(但要记得链子不要太豪华,以免被偷盗)。防走失手环不易拆掉,也不容易掉落,是一个较佳的方式。

★ **文身贴纸**:之前曾有家属在患者身上文身,虽然好用,但方法较极端,建议可以文身贴纸代替,不过需订制,且一段时间后得重新更换。

★ **佩戴具卫星定位功能的手机或手表**:这类产品可帮助寻

找走失的患者，但这并非万无一失，家属的细心照料才是最重要的。台湾失智症协会已争取将卫星定位协寻器列入辅具补助项目之一，待正式公告即可申请。

★ **预防走失提醒器**：带失智者出门时，可设定安全距离，通过震动及声音让照护者察觉失智者已离开安全距离，以避免走失。

除了上述可准备的物品之外，最重要的是，与患者一同外出，在人多、拥挤的场所及进出电梯时，务必紧握患者的手，以免走散。

苏妈妈担心苏伯伯走失，于是带着苏伯伯每天上香拜佛，并口中念着"我是苏××，住在北京市××区××街××号，电话8×××5×××，请菩萨保佑我健康平安。"每天重复两次，期待万一走失时，因为熟悉而说得出来。

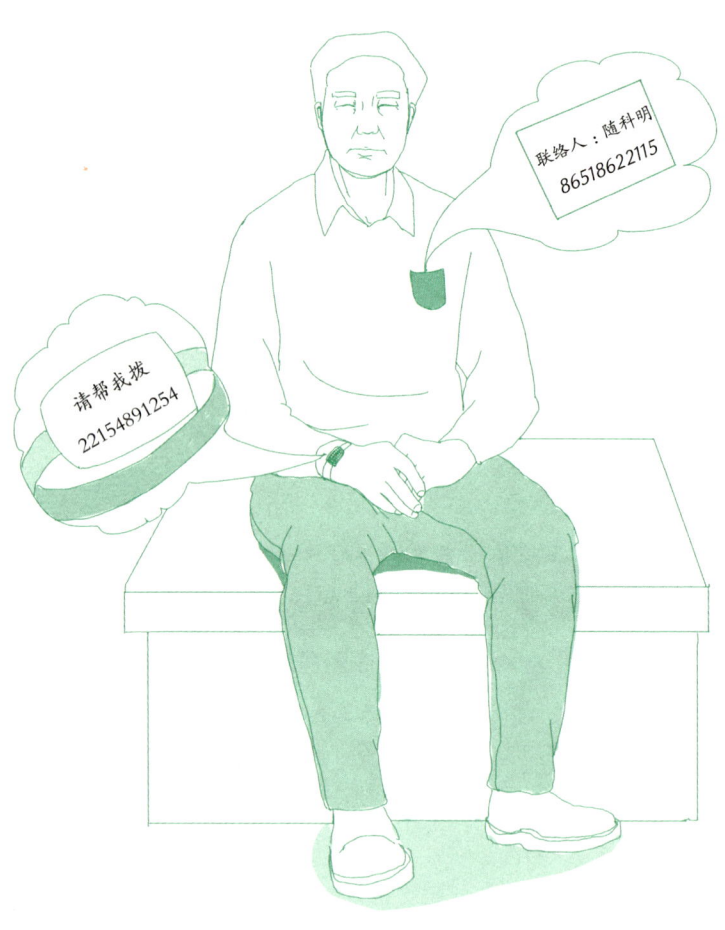

为失智者申请爱心手环,或在他口袋中放联络人的名片,患者万一走失,警方及善心人士才能顺利帮助失智患者回到家。

💡 再次提醒

公厕是走失的一大场所

餐厅、加油站、宾馆、车站、公园、休息站等公共场所的厕所，是失智症患者经常发生走失的地方，但却经常被忽略。多数人意识不到公厕的危险，也因为有时照护者与患者性别不同，因而在外使用公厕时往往会让患者独自进去，这段照护上的空窗期，很容易使患者走失，因此有必要在此提醒家属注意。

发生走失最常见的情况是，照护者同时也去上厕所，结果患者先出来，当他找不到人时心里会很恐慌，就会开始到处走动寻找，以至于迷路。第二种情况是，某些公厕有两个以上的出口，患者可能从这个入口进去，却从另一个出口出来，出来后因找不到家人而走失。

因此，建议在使用公厕时，应有同性别的家属或友人陪伴一同进入，确保患者不会走失。

当只有单一照护者带着患者外出时，**建议尽量使用单间、不分性别的厕所（例如残障厕所）**，这类厕所空间较大，可以同时容纳照护者与患者，可避免走失情况发生。

如果没有残障厕所的设置，**可请别人帮忙暂时看着患者，**

尤其是有多个出口时更要小心。如果不行，**在最紧急的情况下，即使不同性别，但带着他一起上厕所也没关系**，虽然可能要忍受别人异样的眼光，但总比让患者走失来得好。

【不适当的行为】

父亲节当天，张先生带着全家大小一起到餐厅用餐庆祝，患有失智症的父亲也一同前往。用餐时，张先生的父亲说他要去洗手间，张先生心想，反正餐厅不大，不用担心父亲走失，因此并没有跟着他。没想到，父亲虽然往洗手间方向走去，但却没有进去，而是在厕所门口就开始便溺。

事情发生之后，张先生向餐厅的工作人员说明父亲生病的事实，并为造成工作人员的麻烦而致歉，下定决心，以后带父亲外出，一定不让他离开自己的视线。

* * *

钟伯伯一向温文有礼，失智后却经常在公共场所对人大发脾气，如在餐厅中大声责备服务员态度不好，令家人十分尴尬。

不适当的行为包括：

★ **一再重复的活动**：例如不断地打开柜子、关上、再打开、再关上，或不断重复问或说同一句话。

★ **不恰当地收或藏东西**：例如收藏卫生纸、把没有用的垃圾藏起来，或把鞋子收到棉被里。

★ **不适当的行为**：例如随地吐痰、吃饭时随地吐骨头、把垃圾丢到楼下、在公共场所脱衣、抚摸生殖器、随地大小便等。

照护者可以这么做

当发生这种情况时，请照护者记得这是因为疾病所导致，而非患者故意为之，因此建议：

★ 不要有太激烈的反应。

★ 温柔而坚定地转移他的注意力，以停止他的行为。

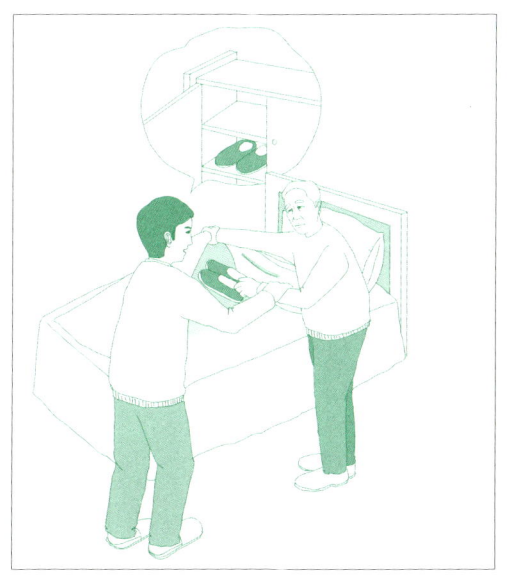

对于乱藏东西等不适当的行为，家属应温和地转移他的注意力。

★ 准备大容器让患者方便吐痰或骨头，尽快收好垃圾，垃圾桶放在柜子里，同时对邻居说明患者病情。

★ 随身携带说明卡，必要时帮助他人了解患者的病情，并致歉请对方包涵。

【暴力或攻击行为】

刘太太这个月带患有失智症的先生到医院就诊时，请求医生给患者开安眠药。医生问原因，原来是刘老先生不爱洗澡，每次洗澡都得动员全家大小，甚至将刘老先生"五花大绑"带进浴室。有时在家属拉着刘老先生去浴室的过程中，刘老先生会生气骂人，甚至是动手打人。因此刘太太希望让他在洗澡前服用一点安眠药，以顺利帮他洗澡。但医生告诉刘太太，利用药物来让患者就范，并不是最恰当的方法，且容易发生危险。

＊＊＊

中度失智的王先生总是指责王太太浪费、在外行为不检点，太太对这些"不实的指控"气不过，于是两人争吵起来，王先生对太太动粗，王太太不得已，只好将先生送到精神科住院治疗。

患者会出现暴力行为，通常是因为被勉强或被阻止做某事，感觉受挫而产生的反应，照护者常会用自己的方式来要求患者做某些事，因而惹恼患者，产生患者辱骂甚至动手打照护者的行为。

此外，患者到了中后期更可能会变得易怒、激动或因为幻觉而有暴力行为。

其产生原因包括：

★ 丧失对社会行为及是非的判断能力。

★ 无法接受负面的感觉或挫折。

★ 容易误解别人的语言和行为。

照护者可以这么做

应努力避免和患者发生冲突，预防暴力问题。当患者发生暴力及攻击行为时，照护者可以参照以下做法：

★ 保持冷静，试着不要表现出害怕和惊慌，放低声音。

★ 利用患者感兴趣的活动转移他的注意力。

★ 暂时离开现场，寻找救援（如他最疼爱的子女）。

★ 观察其暴力行为发生的时间及诱发因子，避免日后再发生。

★ 保护患者和自身的安全。

★ 如果患者经常发生暴力行为，则应寻求医生及专业人员的帮助，必要时需要短期住院检查、观察及调整药物，待情绪稳定再返回家中。

【拒绝行为】

"妈,现在该去洗澡喽!"许太太拉着婆婆往浴室走,但老人家马上说:"不要!"还一手拉住椅子,不肯站起来。许太太好说歹说,但妈妈就是直摇头,僵持了20分钟,许太太的耐心都快要耗尽了。

就在此时,许太太的儿子遛完狗回到家,看到妈妈一脸无奈,就知道一定是奶奶又不肯去洗澡了。于是便跟身旁的小狗说:"小白,快,快带奶奶去洗澡!"此时,只见宠物狗小白飞奔到奶奶旁边,汪汪叫两声,并用嘴巴咬住奶奶的裤管,往浴室方向移动。说也奇怪,奶奶竟然起身,乖乖去洗澡了!而这个方法,还真是屡试不爽呢!

* * *

黄奶奶喜欢去庙里拜佛,女儿说拜佛之前要先洗澡,洗干净才能去拜佛,于是黄奶奶就会很配合地洗澡。

* * *

陈奶奶很听医生的话,为了让陈奶奶愿意外出散步运动,医生用医院处方签,写下"陈××女士,每天要散步30分钟",同时盖上医师用章,如此一来,陈奶奶就很配合地执行。

至于电影《女人四十》中,曾是军人的患者要跳楼(跳伞),妻子告知今天是莒光日不可跳,患者就接受了。

患者到了疾病后期往往会成为"永远的反对党",不想吃饭、不想洗澡、不想散步……什么事都不想做。此时需要家属付出更多的耐心及爱心去包容，尝试用各种可能的办法引导患者进行一些活动。

照护者可以这么做

★ 可以请与患者较亲近或患者较喜欢的人去引导患者，通常会收到比较好的效果。

★ 营造良好的环境，让患者更愿意去做家人要求的事（如在患者喜欢的老歌背景音乐声中吃饭）。

★ 了解患者背景文化及喜好，针对他所在乎的事来引导他。

★ 引导患者，让其愿意配合。

★ 如果患者真的不愿意，家人不要勉强，过一段时间再来试试看，说不定他就答应了。

★ 建议家属多参加家属团体，学习不同的诀窍。

【性的问题】

这次林太太带失智的先生来看门诊时，显得有点欲言又止。在医生的询问下，林太太很难为情地说："最近我先生每天都有性需求，有时整天都黏着我不放。想想我们已经是70

多岁的人了,他这样实在让我很困扰!"

性的问题在女性照护者(男性患者)中较常见。通常的情况是,男患者表现出对性的需求,令女性照护者感到难为情、难堪、不知所措、产生嫌恶感甚至愤怒。有位照护失智的丈夫的奶奶就曾经说过:"如果他真的要这么做,我就去跳楼自杀。"

情境 1 如果角色是夫妻

会出现性的困扰,一方面可能因为年纪大了,太太对性生活早已失去兴趣,另一方面还可能是因为夫妻感情本来就不好,夫妻只是共同生活而已,早就没有性生活。当两人都很健康、头脑清楚时,当然会去抑制这方面的冲动,但当生病之后对自己行为的控制能力下降,自然就可能产生冲动,并对另一半加以要求。有的时候是,女性从年轻以来就没有享受过性的欢愉,现在要她来配合先生的要求,当然十分为难。

事实上,对"亲密"的需求,男性、女性患者都会有,这是人的基本需求。严格说来,有些患者的性能力已经大大减退,能做的事有限,在这种情况下,身为太太的人可以用一些方法来化解患者的要求。

照护者可以这么做

★ 如果夫妻感情一向不错,则可以用一些亲密的动作来取代,例如抱一抱他、拍一拍他的肩膀,或讲一些温暖、甜蜜的话,通常可以化解当下的窘境。

★ 如果觉得心里不舒服,可以跟自己信任的人谈一谈,抒发心里的情绪压力,如果情况没有改善,则应该寻求专业人员的帮助。

★ 利用药物控制,有些抗抑郁或抗精神病药物可降低患者的性冲动及需求。

★ 白天让患者多活动,消耗掉过多的精力,到了晚上就不会睡不着、胡思乱想了。

★ 有时候患者多次要求性行为,其实只是重复的行为,就像他不断要求要吃东西一样,不具任何意义,此时只要转移他的注意力即可。

情境 2 如果角色是女儿、媳妇或女性外佣

不过,如果照护者是女儿、媳妇或者是女性外佣等,男性长辈患者的这些举动可能会更令人难以忍受。很多时候患者的这些行为并不一定完全是因为对性的需求,其实有时候他们需要的是

一种亲密的感觉。而像是拍拍他的手臂、牵他的手，或冬天时隔着很多衣服去抱抱他，就可以让患者有安心、满足的感觉。

照护者可以这么做

★ 在公开的场合牵患者的手或抱抱他，比起在房间内还要来得自然与自在，因此，趁着带患者外出散步或过马路时做这些动作，不但患者要的亲密感得到满足了，照护者心里也会较为舒坦，而不至于有不愉快的联想。同时可请所有家人多给患者拥抱，满足其对亲密感的需求。

情境 3 如果患者在公共场合暴露身体或自慰

有的时候患者因为大脑受损，道德抑制能力差，有性冲动时可能就会暴露他的身体，甚至当场自慰起来，让周遭的人感到很难堪。

照护者可以这么做

★ 这是患者精神上发生了问题，与暴露狂的变态行为是为了寻求心理的满足有很大的不同，照护者不要以为他是故意为之而生气。

★ 当患者有自慰的行为时，给他一个隐秘的空间，只要不影响到晚辈就没关系，甚至可以将这件事视为好事，因为这代表患者可以解决自己的需求。

★ 如果在公开场合，当然要立刻用温和但坚定的态度制止他的行为，并立即给他衣物，并带他至隐秘的角落穿好衣服，之后转移他的注意力。

当遇到患者的问题行为时，请照护者或家人记住4个字：顺势、转弯，只要好好地利用这4个字，通常就能化解一些难处理的情况。如果硬要与患者争辩，只会收到相反的效果，争到最后，不但目的没达到，反而使患者及家属的情绪变坏。

当然，如果遇到患者的暴力或不恰当行为时，就不能"顺势"了，而应用温和的方式转移他的注意力。

> 💡 贴心叮咛

陪伴失智者外出旅行的要领与注意事项

很多照护者一方面很想陪伴自己所照护的家人外出旅行，另一方面又担心患者的体力、耐力不足，容易因为太累而加重认知障碍的程度，或引发精神行为的症状。然而一趟安排细心、行程适当的旅行，对于失智长辈或终日辛劳的照护者，都是一件好事。一方面可以共享天伦留下美好回忆，对失智长辈能增加感官与文化的刺激，而另一方面对于压力大、无机会放松的照护者也是放松调节的机会，可以改变疲累抑郁的心情。

因此，很多照护家属想了解如何安排并陪伴失智长辈外出和旅行，建议如下。

1. 考虑患者对旅途辛劳的耐受性

对旅途辛劳的耐受性，每位患者与照护者的个体差异相当大。基本上，失智严重度越低、精神症状较轻、患者年纪越轻、行动力较好者，可以试着安排较远程的旅行。

2. 旅程适中，勿太长

出国旅行应注意飞行时间不宜过长，因为会破坏失智者的生物钟。如果飞行跨越 3 个以上的时区，时差问题会较明显，容易干扰正常作息与睡眠。搭乘飞机旅行如果跨越 8 个以上的时区，更容易使病人出现日夜颠倒，白天嗜睡、晚上游走的精神行为症状。不得已需要进行跨越多时区的长途飞行时，可参考以下的方法。

★ **班次安排**：班次上尽量选择晚上出发，白天到达目的地的飞机。

★ **准备安眠药或镇静剂**：可以准备平常服用过的中短效期的安眠药（约 6~7 小时效力），或镇静作用比较强的抗精神病药物、抗抑郁药物，在晚餐后、熄灯前服用（关机舱内大灯）。睡完一觉醒来后，尽量依照目的地的作息时间活动。

★ **维持作息**：到达目的地后，如果与出发地比较起来，作息时间（如：入睡时间）需要提前（由西往东旅行，例如：从中国台湾地区到美国西海岸），则可以利用早晨的太阳进行照光治疗，而避免晒到黄昏的太阳（可以戴墨镜）。反之，如果需要延后（由东往西旅行，例如：从中国台湾地区到欧洲），则早上避免日照，黄昏的时候尽量安排户外活动。

★ **自助或小团体的旅行方式**：在旅途的安排上，原则上如果家里人力够，或同行的亲友愿意帮忙，且旅行安排的经验充足，则优选自助或小团体的旅行方式。行程上一天以 1~2 个为佳，避免长途搭车赶行程，当失智长辈已露疲态，体力或耐力明显不足的时候，可以跳过一些景点先到下一站进行一些较轻松的休闲活动或休息。整个旅行当中，调整时差后，尽量维持原来家中的作息时间表（包括进食、洗澡、入睡及起床），有助于长辈生物钟的稳定，减少躁动与不安。

★ **至餐厅用餐选择干扰较少的位置**：在外旅行，会有许多的机会在餐厅用餐。用餐时座位的选择也很重要，应避免患者坐在四周都是人的位置，因为嘈杂的人声会加重患者的认知功能障碍，甚至引发混乱或妄想。如有独立包厢可供用餐，当然是最理想的，也可选择比较靠旁边、干扰较少的位置。

★ **使用公厕家属应随行**：旅行时使用公共厕所时更要注意安全，有同性别的亲友同行时，最好有人陪同失智长辈进出。若无同性别的亲友同行，则建议使用无性别（unisex）的厕所，如残障厕所，以便陪同进出。尽量不要让失智长辈单独进入公共厕所，很多公共厕所不止一个出入口，容易发生走失，也容易发生跌倒等意外。

★ **防走失的信息要更新**：平常使用的防止走失方法（例如：台湾地区常用的防走失手链），在出国旅游时可能无法发挥作用，需另外制作防走失手链的内容，如用英文或当地语言制作的联络资料（通常是当地导游手机、住宿宾馆的电话；在欧美 GSM 或日本 PHS 电话都可国际漫游）。

★ **行动不便的长辈可用轮椅**：血管性失智症、路易体型失智症、帕金森病等患者，其行动能力较差，很多的风景区、博物馆需要走的路程较远，可以准备一部轻便轮椅以备不时之需，对于行动不便的长辈也是很贴心实用的。

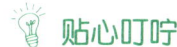 贴心叮咛

与失智患者外出用餐时的叮咛

★ **尽量选择白天外出用餐**，因为疲劳会使记忆与行为问题恶化。如果不得已须在夜间外出用餐，可以让失智者在出发前小睡一会儿，以降低疲劳感。

★ **选有患者喜欢的餐点和菜色的餐厅。**

★ **小包厢就餐最理想**，如没有可选择餐厅中比较安静的区域。远离餐厅出入口，用餐时让患者背对餐厅当中的拥挤与喧闹，以减低用餐时的干扰。

★ **选择去洗手间方便的座位**，患者上洗手间（单一出入口）时，家属或照护者可以在门外等候，也可以陪伴进入残障厕所，以便照护。

★ **给患者讲解菜单内容**，帮助点菜。

★ 可准备一些手拿小点心（finger food），有助于患者用餐时注意力的维持。

★ 给患者选用不易摔碎的碗或汤匙；饮料、水及汤宜装半满，以降低打翻的机会。

★ 陪伴行动不便的失智患者外出用餐时，应**特别留意餐厅的格局**，楼梯多不多，轮椅进出是否方便，助行器和轮椅是否能靠近餐桌，洗手间是否方便等。

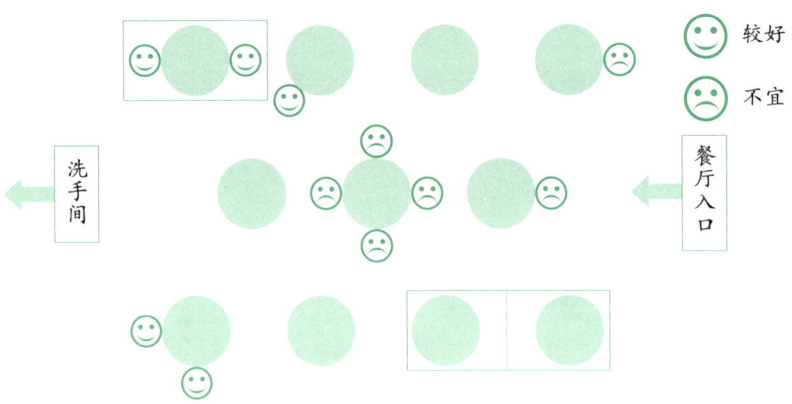

日常生活障碍的照护方式

照护者会遇到一些患者的生活障碍,到了中晚期,情况可能会更加严重。失智者的日常生活障碍包括饮食、排泄、穿衣、洗澡、睡眠几项,以下是针对这些问题的一些处理建议。

【饮 食】

吃完午餐才1小时,罗奶奶又嚷着肚子饿、想吃饭,还说她从起床后就没吃过东西,抱怨媳妇不给她东西吃。但事实上,罗奶奶除了早餐、午餐之外,在早餐后也吃了点心,但她最近就是这样,总是吵着要吃东西。如果不给,她还会生气、骂人,甚至到处跟人抱怨。但为了她的健康着想,又不能无限制地给她食物,让家属很伤脑筋。

照护原则

★ 准备失智者喜爱的食物,依其喜爱的方式及口味烹调。
★ 选择适合咀嚼及吞咽的食物,必要时将食物切成小块并煮到软烂以利吞咽。

★ 食物温度要适宜，不要太冰或太烫。

★ 尽量让患者在固定的时间、地点、同一位置用餐。

★ 用餐环境应舒适，光线充足、环境安静，不要有嘈杂的音乐或噪声。

★ 简化餐具，并准备易持、易用的餐具，例如以汤匙代替筷子。

★ 定期检查冰箱，丢弃过期或不新鲜的食物，以免患者误食。

★ 不要将食物全部摆在伸手就能拿到的地方，以免患者吃得过多。

常见饮食障碍照护方式

常见问题	可能原因	建议照护方式
吃完还想再吃 有些患者会不断地要求要吃饭，此时家属可以给他一些低糖、低热量、高纤维的饼干等，以免吃太饱，且不要一直跟他强调他吃过饭了	忘了已经吃过东西、饥饿与饱足感的异常	・可提醒他肚子还是饱的。 ・饭后记录打勾。 ・给患者吃些易使肚子有饱足感的食物，如苹果等。 ・两餐间可给予患者少量的水果、饼干或低热量、高纤维的食物。 ・采取少量多餐的进食方式。 ・转移其注意力。

续表

常见问题	可能原因	建议照护方式
拒绝吃东西	情绪不佳、抑郁	・营造愉快的用餐环境，例如让他听喜欢的音乐或老歌。 ・给患者吃他爱吃的东西。 ・用餐规律化，尽量安排在同时间、同位置、同方式，菜色及餐具以简单为原则。 ・带患者看医生，以药物治疗抑郁症。
	肚子不饿	・少量多餐，正餐吃七八分饱即可，饿了再给少量小点心。
	食物温度太烫或太冰	・注意食物的温度。
	牙痛	・注意口腔的清洁，以免口腔感染。正确刷牙。必要时到口腔科检查。
	不会使用叉子或刀叉	・准备易持易握的餐具。 ・将食物切小块方便患者夹取或用手拿。
拒绝吃东西	便秘腹胀	・摄取足够的水分及纤维素。 ・请医生开可帮助排便和消胀气的药。
	活动量减少	・增加活动量，如每天去庙里上香、买菜等。
吞咽困难、容易呛到（尤其是流动速度较快的液体，如清汤、饮料等）	常见于血管性失智症，因多重性脑卒中造成脑干或大脑—脑干吞咽功能障碍；亦见于各型失智症末期	・将食物切成小块并煮软以方便患者进食。 ・若仍有困难，可加入马铃薯泥、麦片、淀粉类来勾芡。 ・可经食物处理机打碎后加入增稠剂变成泥状，以利吞咽，避免呛到。 ・可用果冻类（茶冻、仙草、爱玉等）来补充水分；但要避免食用含蒟蒻的果冻。
食物含在口中，久久不咽下	常见于各型失智症末期	・用言语提醒、轻触患者嘴角或出示空汤匙来提醒咀嚼、吞咽。 ・若超过5分钟仍无法咽下，则将患者口内食物挖出，待其清醒或因饥饿想进食时再予以喂食。

续表

常见问题	可能原因	建议照护方式
营养不良，水、电解质紊乱、体重下降、容易感染	吞咽困难处理无效造成热量、水分摄取不足	·短时间放置胃管，长时间进行经皮内视镜胃造，以胃管进食来补充水分和电解质。

【排　泄】

田小姐这几天起床后，常在客厅垃圾桶里面及旁边发现尿液。原来是公公半夜尿急，下床后找不到厕所，于是就近在垃圾桶旁解决。后来田小姐在公公房间里放置了马桶椅，以方便他半夜解尿。

照护原则

★ 厕所外应有明显文字或图片标示，让患者容易找到。

★ 前往厕所的通道应畅通，让患者容易到达。

★ 辨识患者的尿意讯号，或定时带他上厕所（白天约1~2小时1次）。

★ 让他摄取足够水分和纤维素，以免便秘。

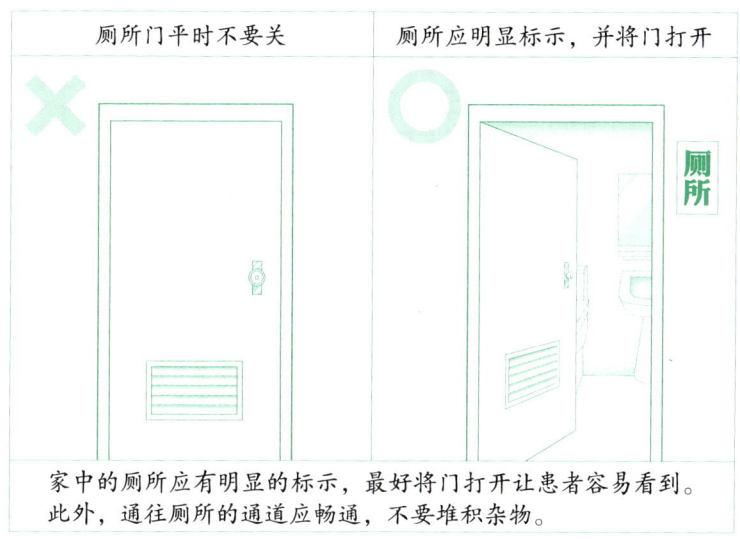

家中的厕所应有明显的标示,最好将门打开让患者容易看到。此外,通往厕所的通道应畅通,不要堆积杂物。

常见排泄障碍照护方式

常见问题	可能原因	建议照护方式
将大小便排在裤子上、到处大小便	找不到厕所	·用鲜明图片标示厕所位置。 ·马桶周边颜色鲜明,以利对准目标。 ·晚间限制喝水量,在床旁准备马桶椅或厕所开灯,方便长辈半夜解尿。
	不知应到厕所解决	·定时带患者上厕所(白天约1~2小时/次)。 ·预测患者的需要。 ·观察患者的尿意讯号(如拉扯裤子)。
	来不及或不会脱裤子	·选择易穿脱的裤子。
	不知如何表达需要	·观察患者的尿意讯号(如拉扯裤子)。

续表

常见问题	可能原因	建议照护方式
	对尿意或便意感不知如何反应	·定时带患者上厕所。 ·观察患者的需要。
	大小便失禁	·定时上厕所。 ·使用成人纸尿裤（但切记千万不要对患者说出"尿裤"的字眼，而要告诉他这是进口的、最新型的"卫生裤"）。
玩排泄物	不知如何善后、对排泄物好奇	·不要责骂、羞辱患者。清洁完毕后转移他的注意力，让病患做其他的事
长时间便秘	药物影响、活动过少	·摄取足够水分和纤维素、每天多活动身体以利排便。 ·记录排便情况，长时间未解尿或排便时，注意有无便秘或尿路感染问题。

【穿　衣】

一天下午，林先生告诉失智的父亲说要带他去散步，父亲很高兴，便自己进房间换衣服。过了半个小时，父亲终于换好衣服出来了，但却在身上穿了三件衬衫。

照护原则

★ 选择透气舒适材质的衣物，不需讲求华丽。

★ 选择穿脱方便的衣物最重要,最好是可直接套上去的款式。

★ 帮患者依穿衣顺序把衣服排列好,以便他能自行穿上。

★ 衣着应尽量简化,不要太多,并收起非当季衣物。

★ 在旁边指导,协助患者顺利穿衣。

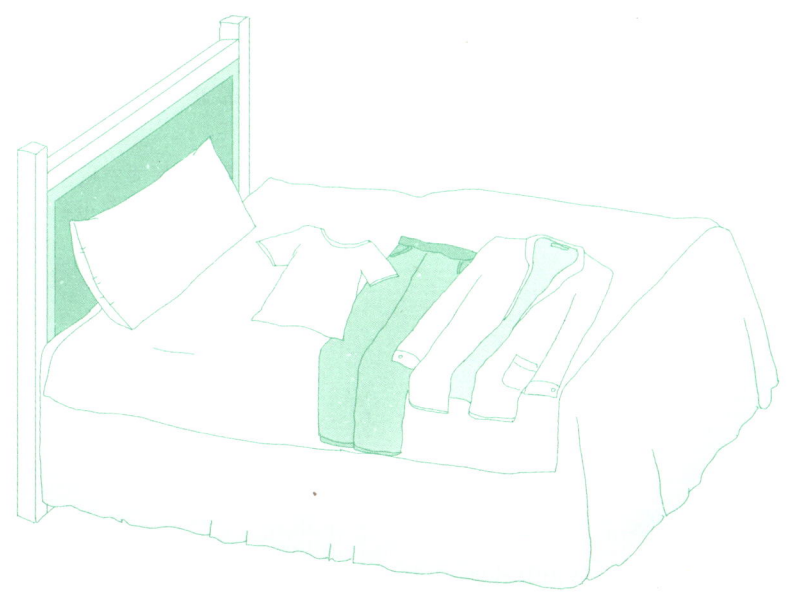

家属可以将患者的衣服按照穿衣的
顺序排好,方便他们自己穿。

常见穿衣障碍照护方式

常见问题	可能原因	建议照护方式
穿错衣服	·不知穿衣顺序	·患者若可以自己穿,则可以帮他按穿衣顺序将衣服排好。
不适合气候、场合	·不知如何选择	·给予简单的选择,例如二选一。 ·注意天气变化,帮助患者增减衣物。
无法穿整齐	·不知如何扣钮扣或拉拉链;动作不灵活	·将衣服简单化:松紧带、粘贴式、方便穿脱、少钮扣。
拒绝换衣服	·只喜欢某些衣服	·患者喜欢穿的衣服,同样式、花色多准备几套。

【洗 澡】

自从爷爷患了失智症之后,帮爷爷洗澡成了家中的一件大事。因为爷爷吃东西时常不小心洒在身上,有时也会因为想小便却找不到厕所而尿在裤子上,但爷爷却不喜欢洗澡,每次洗澡都要全家出动,用半哄半骗的方式才能完成。

常见洗澡障碍照护方式（一）

常见问题	可能原因	建议照护方式
拒绝洗澡	患者不了解洗澡的意思、目的和方法	・依照患者过去的洗澡习惯来进行，例如固定的洗澡时间及方式。 ・让患者自己在日历上作记号，帮助记录每次洗澡时间，当他拒洗时带他看。 ・依情况弹性调整洗澡方式：可坐着洗、站着洗、可在浴室洗、可在房间擦澡、可分段洗（上厕所时洗下半身、心情好时洗上半身）、不必天天洗。 ・完成时立即给他鼓励，例如称赞他看起来年轻、皮肤好、很帅、香喷喷等。
	心情不好不想洗	・选择患者心情好的时间让他去洗澡（或帮他洗澡），或评估最适合洗澡的时间（例如阳光较充足，浴室光线较好，或天气较温暖时）。 ・洗澡时帮患者准备他喜欢的物品，如会喷水的鸭子、水枪，或播放他喜爱的音乐。 ・用条件交换。如患者喜欢出门，可答应他在洗完澡后带他出去走走。 ・拒洗时暂时顺着他，转移其注意力，过一会儿再试。

照护原则

★ 安排充足的时间洗澡，不要太急、太赶。

★ 营造舒适、安全的洗澡环境，去除令患者不安或害怕的物品。

★ 水温应适中（35℃~37℃），不可太冷或太烫。

★ 注重患者的隐私，给患者洗澡时动作要轻柔。

常见洗澡障碍照护方式（二）

常见问题	可能原因	建议照护方式
拒绝洗澡	可能曾在浴室摔倒，因而对浴室环境产生恐惧	·营造安全的环境，例如在地面及浴盆底做好防滑措施、在墙上安装扶手。
	对浴室内的物品或摆设感到害怕，例如害怕水龙头、不喜欢浴室内的雾气等	·遮盖镜子（如果长辈害怕镜子）、准备好洗澡水和衣物、明亮光线（减少错觉的产生）。
	觉得浴室内很冷、觉得水流声很吵	·营造舒适的洗澡环境，例如，在天气冷时先使用暖气加热使浴室内温暖、提前放好洗澡水。
	注重个人隐私，不愿意他人帮忙	·给长辈简单的选择机会，让他觉得拥有主动权，例如先洗脸或先洗背、先穿裤子或上衣。 ·重视患者的隐私与舒适，协助时动作应轻柔，用大浴巾包裹身体，或在背后帮忙以减少尴尬。 ·可考虑夫妻一起洗澡或偶尔去泡温泉。
洗不干净	洗完觉得皮肤会痒、不舒服	·避免水的温度过高，减少使用肥皂以免皮肤干燥。
	动作不灵活，时间不够	·给患者和自己充裕的时间，慢慢来，例如用一个早上的时间准备、洗澡、收拾。
洗澡时间太长	不知洗澡顺序	·温和地引导患者，一个指示一个动作，做不好没关系，并适时给予帮助；多鼓励、少责备、少催促。

续表

常见问题	可能原因	建议照护方式
洗澡时间太长	不知洗澡顺序，在浴室呆坐	·温和地引导患者，一个指示一个动作，并适时给予协助。
	顾着玩或被浴室其他物品吸引	·温和地引导，并适时给予帮助。

【睡 眠】

失智症患者的睡眠障碍随着他们认知及生活功能的衰退而加重。失智症患者夜间醒着的时间变长、醒来的次数增加，且其深度睡眠与快速动眼期睡眠时间变短，造成日夜颠倒、睡醒时间破碎化，白天打瞌睡次数变多、累积时间变长，但其中大部分都是属于效率不高的浅眠。

照护原则

★ 安排规律的作息，包括起床、入睡、进食、洗澡、运动。增加白天的环境刺激量，包括照明、声响、言语、肢体接触、感官与活动的刺激。

★ 夜间的活动量与刺激量要逐渐下降，建立睡前仪式，如睡觉前刷牙、换睡衣、上厕所、听老歌或熟悉的音乐等。

★ 白天需要增加户外活动时间，至少有 1 小时以上在阳光下的活动。若患者经常很早入睡，有睡眠时间提早的现象，则可以多傍晚晒太阳。反之若患者每天很晚才能入睡，有睡眠时间延迟的现象，则可多早晨晒太阳，帮助调节生物钟。

常见睡眠障碍照护方式

常见问题	可能原因	建议照护方式
夜间活动 夜间躁动	患者因焦虑、抑郁或幻觉、妄想等精神行为症状，而入睡困难	·先排除患者因身体或脑部疾病产生精神行为症状，并针对疾病或症状给予药物治疗。但须小心药物的副作用。
	夜间频尿	·减少晚饭后的水分摄取，并使用纸尿裤。
白天嗜睡 白天过眠	日夜节奏异常、白天睡眠或卧床时间太长	·规律作息、增加白天的环境刺激量与活动量。
	因夜间躁动或有周期性肢体运动症、睡眠呼吸中止症等影响睡眠质量的睡眠障碍。	·针对睡眠障碍个别解决，如有睡眠呼吸中止症，可以尝试侧睡或使用阳压呼吸器（睡眠呼吸中止症的病人在睡觉时，只要把阳压呼吸器罩在鼻子上，呼吸器就会把气流送到咽喉，使病人呼吸顺畅）。
日夜颠倒 睡眠时间破碎化	掌管人类生物时钟的视丘下核退化，褪黑激素分泌量下降	·规律作息、增加白天的环境刺激与活动量。 ·适量、适时使用褪黑激素，利用亮光疗法。

💡 再次提醒

了解失智症照护的共性及差异性

失智症照护的问题有它的共性,也有因患者、照护者不同而产生的个体差异性。照护的范畴应该包括患者及家属,尤其是主要照护者。随着病程的恶化,不同分期的失智症都有照护重点,并非轻度的患者就容易照护。而且,因不同的失智症有其问题特色,照护方法也需随之调整。

1. 不同分期,不同的照护重点

★ **失智症早期的照护原则是,尽量保持患者仍保有的能力**,在安全原则下尽量维持其个人尊严与功能的独立性,运用药物与非药物的方法延缓功能的退化。家属和照护者要努力了解失智症相关资讯并学习照护技巧,参加照护者支持、学习团体,认识并会利用社会福利资源。

★ **在失智症中期时患者功能更加退化,精神行为症状最为明显**。家属要注意学习避免与患者发生不必要的冲突,在轻松省力的原则下完成照护工作。同时进一步学习自我照护与调适,注意情绪、压力调节并与家人分担照护工作。

★ **到了重度,照护的重点是生活功能**,照护营养、排泄等基本生理需求，避免褥疮、尿道感染、吸入性肺炎与跌倒骨折及头部外伤等。

制订合理的照护目标，家人一起讨论清楚是留在家里、还是入住机构才是优化的照护。心情上应了解放手不等于放弃，既然已经陪伴患者走过很多年，就要有功德圆满、功成身退的心理准备。

2. 不同种类的失智症有不同的照护技巧

★ 不同种类的失智症有其典型问题，需要调整照护方法。**阿尔茨海默病**患者以事件记忆障碍为主要症状，重复问问题、找寻东西。强烈依赖单一照护者，对事件预期焦虑。特别需要注意记忆辅助，安排日间活动，要给主要照护者提供喘息照护。

★ 对**血管性失智症**患者而言，妄想、幻觉、语言暴力、攻击行为都较明显常见，抑郁比例也比较高；步履障碍、平衡失调容易跌倒，吞咽困难容易呛到。特别要注意其行动与环境的安全性，制作容易吞咽的饮食，多给患者情绪支持。

★ **额颞叶型失智症**患者的额叶症状以冲动抑制障碍、活动障碍为主，需安排游走空间；颞叶障碍的症状以语言的表达或理解障碍为特征，协助他们沟通是照护重点。该型患者在发病早期外表正常，容易被延误诊断，因而背负法律责任或容易遭到诈骗。

★ **路易体型失智症**：患者容易无预警跌倒、对抗精神病药物产生敏感性。容易发生强烈且持续的视幻觉或听幻觉，可能发生继发妄想、语言暴力与攻击行为。环境刺激量的控制需求特别加强，也需学会应付周期性的意识状态的起伏。

★ **帕金森病**：患者因需使用多巴胺类药物，容易引起幻觉、妄想等精神症状，也会对抗精神病药物有敏感性，需注意调整药物。在维持适当运动功能与生活质量的情况下，减少多巴胺类药物的剂量。

总之，要做好失智症的照护，除了必须照护好患者，也要照护好照护者本身。必须随着疾病的进展调整照护的重点，且对于不同种类的失智症患者需要采取不同的照护策略。

居家环境安排及注意事项

失智者由于认知功能的退化,照护自己的能力每况愈下,身为照护者必须依失智者在行为与身体功能上的变化,适度调整照护方式。在居家环境安排方面,照护者与家人应特别留意安全方面的考虑,以防止意外的发生。

除此之外,若居家环境安排能提供失智者功能的代偿、适度的刺激与活动空间,让失智者在家中感到自在与安定,将失智者仍存有的功能尽可能地保持,降低依赖性,就可进一步减少问题行为的发生,提升照护质量。

居家环境设计的原则如下:

一、熟悉的环境

失智者在愈熟悉的地方,其自立能力愈强。根据经验,当改变环境时,失智者的生活能力会明显下降,且需要比一般人更长的时间才能适应。熟悉的家具、熟悉的空间规划,都有利于失智者的情绪及病情稳定,因此,如果要将失智者接到新环境居住,可以视情况将患者的旧家具及物品搬到新环境,或将他的房间布置得与之前一样。

二、支持性的环境

应了解失智者认知功能的障碍，并通过细心安排环境让他们的生活更便利。例如失智者常发生找不到厕所，造成尿湿裤子的窘状，我们便可用各种方式帮助他们随时无困难地找到厕所。贴心的安排能帮助失智者维持生活能力，同时提升自尊及生活质量。

此外，可在失智者经常活动的空间设置具有人、时、地定向感的指示，如清楚且字体大的日历、家人照片、大时钟、可看见户外景观的窗户等，让失智者容易理解当下的时空环境。

三、安全的环境

我们很难预测失智者会出什么意外状况，若能未雨绸缪，留意住家的安全，将有助于减少意外发生。安全、无障碍的环境可令失智者觉得比较自在，同时也愿意自由活动。善加利用锁具、侦测器、照明等，都可让环境较安全。

四、适度刺激的环境

失智者自主性较差，需要周围环境给予适度刺激，以增加其活动度及生活参与度。如可在家中播放老歌，让失智者可跟着哼唱，或在墙上贴老照片及海报，让失智者随时观赏回味，可使患者的情绪愉悦。

五、量身布置环境

依据失智者的过去背景、认知及身体功能的改变，适时将环境做一些调整，将有助于降低照顾者压力及意外的发生。例如患者以前喜欢看电影，则家属可以买一些怀旧的电影海报贴在墙上；如果患者本身的职业是军人，则可以在家中放一些徽章、军中照片等，但仍需观察患者的反应再做适当调整。

【客厅的环境】

★ 确保室内光源充足，但勿太刺眼反光。屋内亮度应一致，避免差距太大。

★ 墙壁和地面避免采用复杂或令人眼花缭乱的设计。

★ 避免使用玻璃门或落地窗，以免让失智者误认为是一个开着的门而误闯，或加上图案简洁的玻璃贴纸以利区分。

★ 将家中物品摆放整齐，家具必须稳固，用防护条将尖角包起来，移除妨碍行走的茶几、小椅子，将走道清空，并移除地上的小块地垫或地毯。

★ 桌上不要有易倒、易碎的物品，例如台灯、花瓶等。

★ 将危险及贵重物品放在患者看不到或拿不到的位置，必要时上锁。

★ 避免使用延长线，若必须使用时，应将延长线固定好，避免绊倒。所有未使用的电源插座，须用儿童安全插头盖住。

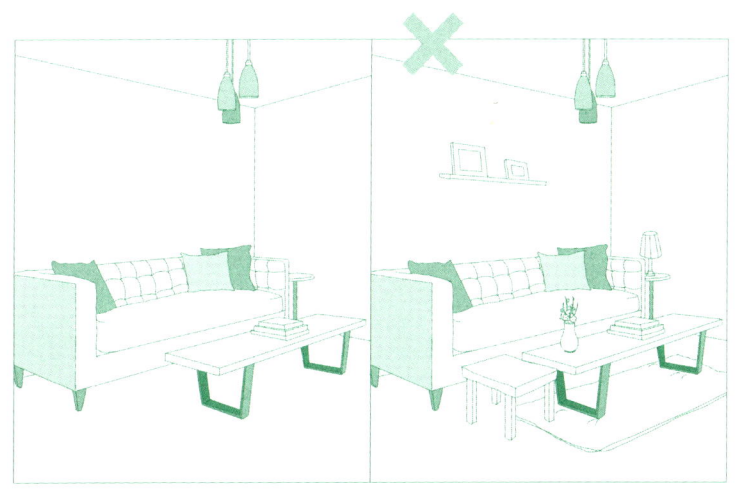

客厅的环境应简单，移除电线、小块地垫、多余的椅子等会绊倒患者的东西，桌上也不要摆易碎的装饰品。

【卧室的环境】

★ 卧室应尽量安排在一层,若不得已必须住在楼上,应注意窗户、阳台等处的安全,避免意外跌落。可在窗框加装活动锁,使窗户只能部分打开,避免失智者不慎跌出窗外。

★ 夜里可使用小夜灯,特别是在通往厕所的走道上,使目标尽可能明显易到达。

★ 对于上下床较不方便的失智者,可将床靠墙放置或将床垫放在地板上,并在床旁放置稳固的家具以利扶持,可避免上下床跌倒。

★ 使用电热毯、电暖器等物品时要避免烫伤。可选择安全性较高的电暖器。

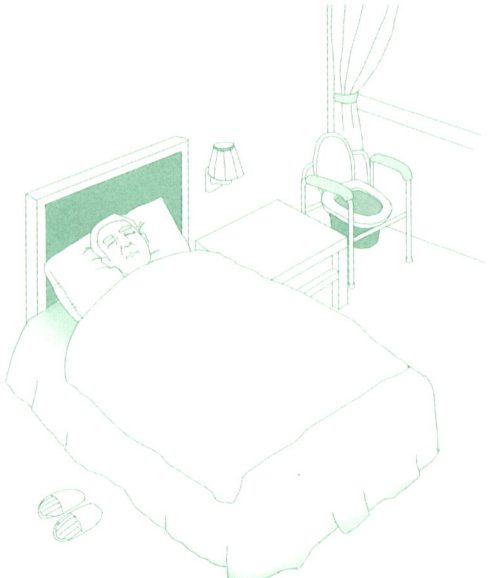

失智症患者的卧室要有足够的照明,如果有必要,可以在墙角放一个马桶椅,以方便患者半夜起床上厕所。

【厨房的环境】

★ 可安装有安全开关的煤气炉，安装煤气外泄报警器。

★ 定期检查灭火器及各式报警器是否正常工作。

★ 应随时清理冰箱，扔掉过期及腐烂的食物。必要时冰箱可加装安全锁，避免失智症患者打开冰箱却忘记关上，造成困扰，或一次吃下过多的东西。

★ 尖锐的器具如菜刀、剪刀应放在有安全锁的橱柜中，清洁剂也要收好。

★ 滚烫的食物放在安全处，避免失智者因缺乏判断力而烫伤。

★ 地板要注意防滑，必要时可将厨房门加锁或用屏风遮蔽，避免失智症患者进入。

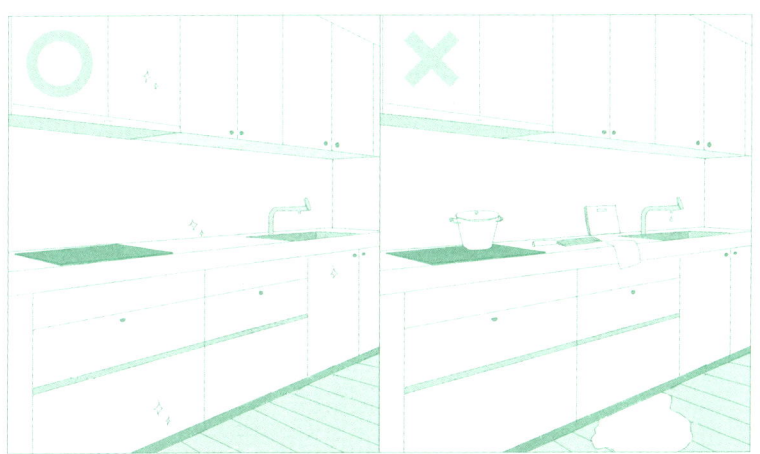

厨房流理台勿堆放食物或杂物，菜刀等利器应收纳于柜子内，地面应保持干爽。

【浴厕的环境】

★ 在厕所外贴上"厕所"两个大字,或者贴一张马桶的图片,另外随时把厕所的门打开,令失智症患者可以容易地找到厕所。

★ 保持浴室地板干燥,或贴上止滑条,以免滑倒。

★ 避免让失智症患者单独留在浴室。

★ 在浴缸或浴室贴上止滑条,在浴缸和马桶座旁设置扶手,且扶手颜色应和墙壁成对比,使其明显易见。

★ 使用冷、热水合一的水龙头,应将热水调整在适当温度,避免烫伤,使用定温水龙头最为理想。

★ 使用夜灯,让失智症患者晚上容易找到厕所。

【出入口的环境】

★ 避免使用小地毯,以防失智症患者跌倒。

★ 出入口可使用粗质的止滑板或贴上止滑条,避免滑倒。

★ 出入口避免堆积杂物,以营造无障碍的出入通道。

★ 住家入口应容易辨识,如标示姓名或放上失智症患者熟悉的装饰。

★ 对于有走失之虞的失智症患者,可以用屏风或大型挂图、壁画、海报将门口遮起来,让失智症患者不容易找到出口,避免失智症患者在家人不注意时自行出门。

★ 门口可安装需要技巧才能打开的锁,或在失智症患者碰不到的高度加装另一个门锁,避免失智症患者走失。

★ 可加装开门警示器,门被打开就会发出声音(如音乐,或进出商店的招呼语)。

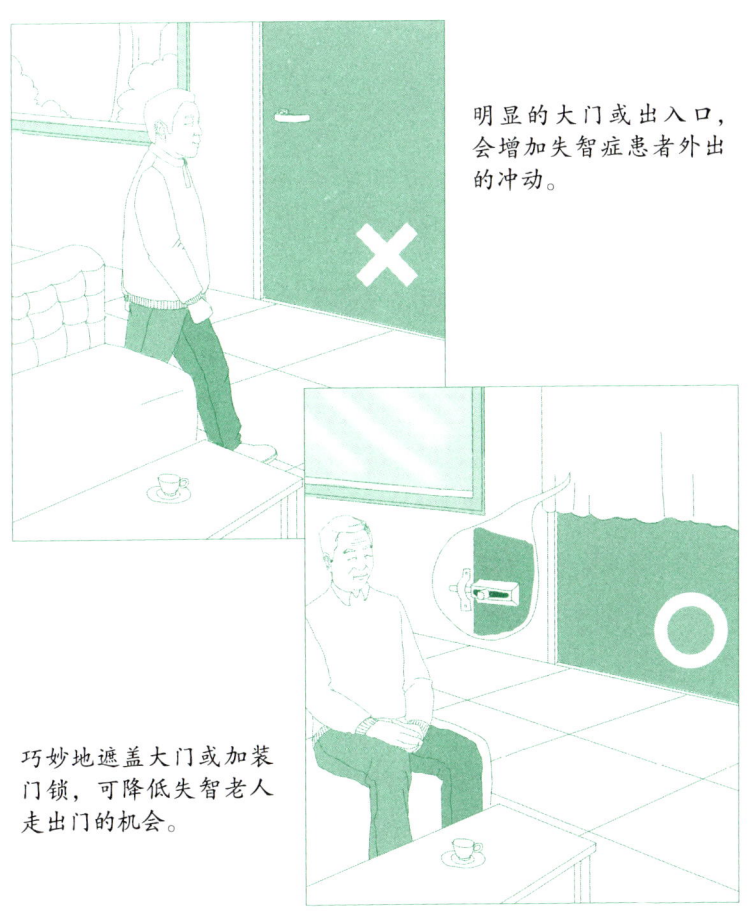

明显的大门或出入口,会增加失智症患者外出的冲动。

巧妙地遮盖大门或加装门锁,可降低失智老人走出门的机会。

【楼梯的环境】

★ 注意楼梯间的照明，避免太暗看不清楼梯，或太亮造成反光。

★ 楼梯要注意防滑，以防患者失足滑倒。可在楼梯靠墙边加装扶手、每级楼梯贴上明显的防滑条。

★ 楼梯间勿堆放杂物，以利失智者通行。

【庭院的环境】

★ 庭院植物应不具毒性，也不要带刺，避免失智症患者误食或受伤。

★ 使用和庭院绿化相称的围墙或篱笆，避免失智症患者直接看到户外而有想往外走的冲动。

★ 庭院可设置回路供失智者走动，沿路可设置吸引其兴趣的物品及可供休息的桌椅。

★ 种植失智症患者喜欢的花卉、蔬菜，或饲养家畜、宠物，可和失智症患者一同照护这些花草动物，增加其活动及能力，同时也可促进失智者与照护者之间的关系。

因为每位失智症患者的失智程度、主要症状及生活习惯不同，且随着病程发展，需要持续评估及调整。必要时，可向专业人员咨询。

限制患者的一些行为

有时为了失智症患者的安全,必须限制他们的某些行为或活动。最常见的是交通工具的使用及法律上的问题。

开车或使用交通工具

开车、骑车的能力主要是来自程序及操作上的记忆,所以对阿尔茨海默病患者来说,即使到了中期及中后期,还是能靠直觉及程序记忆来发动、行驶车辆。但为什么我们还要限制患者开车或骑车呢?主要还是安全上的考虑。

让失智症患者操作车辆的危险性来自以下几个方面。

1. 空间定向困难

阿尔茨海默病患者在早期就常出现空间定向的困难:他们可能会迷路,一旦车子开离了自己熟悉的地方,可能找不到家。在美国就曾发生过失智患者开着车过了一个州,却不知该怎么办,只好一直往前开、直到将油耗尽为止的案例。

2. 对车速控制失当

包括开（骑）太快、超速，因而发生危险，或开（骑）太慢，尤其是突然变慢，造成后方车辆的追撞。

3. 无法判断交通标志所代表的意义

在车速快的状况下，要做快速判断，对失智症患者而言是十分困难的，患者可能在轻中度时，就发生闯红灯、误入单行道等情况。

4. 失去临场判断能力或能力降低

因为驾驶员在开（骑）车时靠的不只是交通标志或信号灯的指示，还有临场的判断力，例如适当的减速，或在转弯、环岛处的车辆行进优先级等，患者在这些判断上都会有问题，容易发生车祸。

对于要何时开始限制患者开车或骑车，也没有一个确定的标准，要视患者的情况及生活环境而定。

有位加拿大的患者，虽然已有轻度失智症，但还是可以每天送自己的小孙子上下学。因为在加拿大的郊区，车不多、路又直，相对较安全，而因为案例中的患者知道自己患有失智症，因此他会很小心，每天都走同一条路，不会离开自己熟悉的环境。

如果我们从另一方面来看，假设患者必需开车，那么让他保有一定的生活能力，是一件很好的事。但我们又不能不考虑他及他人的安全问题，因为就算患者本身严守规则，但仍可能因为患者今天身体状况不好，例如感冒、发热、尿道感染、咳嗽等，使智力、判断力等能力下降；或因天气的不同，例如下大雨、阴天时所看到的街景及道路，可能会与晴天时所看到的感受有所差异。这也就是为何我们在前文提到，要决定何时开始不让失智症患者自己开车或骑车，是很难的。另外，有些患者在各方面的能力可能是慢慢退化的，若照护者的警觉性低，没有觉察到患者的改变，又让他开车或骑车出去，就有可能发生危险。

话说回来，我们应注意一点，就是让患者开车时，要有手机可以联络，或要确定患者没有语言方面的障碍，一旦迷路，还可以通过询问他人而安全到家。

苏太太以往要上市场买菜或采买日用品，一向都是由先生骑摩托车载她去，因为她既不会开车、也不会骑车，家住南部乡间，离镇上有一段距离，住家附近又没有公交车经过，所以先生一直以来都是她最好的司机。后来先生患了失智症，虽然已到了中度阶段，但骑车的技能还是维持得很好。

为了能在外出办事或买东西时也能照护到先生，苏太太让先生骑车载她外出，由于先生不认得路，所以她就在后座指路，指导先生该骑往哪个方向。两人配合得相当好。

不过苏太太也说，偶尔还是会有惊险画面出现，例如有一次，交通灯由黄灯变为红灯，她在后座大叫："停车！停车！"但先生来不及反应，还是冲过了红灯。因此还是要非常小心。

如果希望患者不开车，需要一点技巧。因为对患者来说，驾驶一方面可得到自我肯定，另一方面则是生活所必需，当一个人的这些能力被剥夺，往往家人与患者双方都会产生很大的挫折感。所以在此时，除了要考虑患者的感受之外，还需要一个比较确定且一致的态度。举例来说，虽然失智症患者在天气好时可以把开车这件事做得比较好，但照护者最好不要今天天气好让他开、明天天气不好不让他开，因为摇摆、反复的做法，往往会成为与患者冲突的引爆点。

如果患者不能接受不可开车或骑车的限制，则可以用以下几种做法解决。

1. 透过医生等专业人员来说明

利用这些人的权威性，提醒他们开（骑）车的危险。

2. 把钥匙换掉

一些从年轻就开始开车或骑车的人，往往把开车或骑车视为一种重要的能力，为了维护他们的尊严，家属可以让他们继续拥有车子的钥匙。万一担心患者真的会把车开（骑）走，家属可以把钥匙换掉，让他们认为：我有车、能开（骑）车，只是不开（骑）而已。让患者有台阶下。

3. 把车藏起来

万一这样还行不通，则可以利用患者记性差的特点，把他们的车藏到看不见的地方。引导他们忘记"车"这回事，他们就不会再去找寻，也不会讨论这个话题了。

如何处理这种问题，方法有很多，往往要碰到之后才会知道如何应对。

何时该放手？

当我们谈到照护失智症患者的相关事项时,一直都在强调不同时期、不同患者会有不同的症状及行为表现,因此要用不同的方式来照护他们。然而我们也要再三提醒照护者,无论您有多么努力照护患者,总会有觉得能力不足、精力用完的时候,因此无论如何,都不应将所有的照护责任及工作揽在自己或少数人身上,而要懂得适时地寻求家庭内外的支持。

"放手"不等于"放弃"

在照护的过程中,照护者必须学会一件事,那就是"放手"。"放手"有两种定义:一种是当患者的病情还在轻度、中度阶段,照护者因为体力上无法承受或工作关系,而将患者送到日间照护中心,晚上再接回家里;另一种则是当患者到了中、重度阶段,产生生理或身体上的问题时,此时的照护工作往往超出一般家属的照护能力,因此必须让患者到照护机构,接受专业人员全天 24 小时的照护。

由于患者到日间照护中心去,晚上还是会回到家里,照护者不会产生情绪上的反应及罪恶感,因此相比之下这种方式更容易被一般人接受。

至于我们这里要谈的"放手",更倾向于机构 24 小时的照护。对于照护者而言,这并不是一个容易做的决定,尤其当照护者与被照护者的关系非常亲密,这样的决定就愈显得沉重与痛苦。这些痛苦来自几个想法:一是舍不得,担心患者到了照护中心得不到良好的照护,甚至被虐待;二是怕患者不肯到机构去;三是怕社会压力,也就是来自亲戚、朋友、邻居的看法,怕被认为不孝或无情,连自己的父母或配偶都不愿意照护。

对于这些想法,或说这些迷思,可以从以下几方面来解决。

1. 舍不得是很自然的情绪

但事实上,当患者的情况已超出自己的处理能力,送他到机构去接受照护对双方而言都是比较好的。机构人员受过专业训练,专业知识及照护技巧比起家中一人式的照护,要专业许多,质量也更高。当然,关心照护机构是否真能提供良好的照护是有必要的,家属要花一些时间对照护中心的质量进行了解与评估,选择一家优质又适合自家失智症患者的机构。

2. 患者不愿意去照护机构是正常的

因为失智症患者会有依赖、喜欢熟悉的环境、拒绝行为等情况,所以他们不愿意到照护机构去,但事实上,当他们发现在照护机构中有很多朋友、可以做很多活动，习惯了那边的环境及工作人员之后，很多患者的快乐程度反而会提高，进而喜欢去照护中心。常见的情况是，如果家人很少去探望患者，时间久了患者反而会不认得家人，而把机构的工作人员当成自己的亲人。

如果家属要将失智症患者送往照护机构，可以采取渐进的方式，例如刚开始几天只让他去半天或几个小时，让患者慢慢习惯，再渐渐延长他在机构的时间，最后他就会习惯于整天待在那儿。

有位太太被送到照护中心接受全天式的照护已有半年的时间，这半年来她一直适应良好，不但与其他病友相处愉快，更把中心的工作人员当成自己家人一样。这位太太的先生时常抽空去探望她，看得出来在太太生病之前，他们是很恩爱的一对佳偶。

唯一令工作人员感到困扰的是，这位太太似乎除了自己的先生以及平常相处的工作人员之外，面对其他人都会因为陌生而显露出不安的神情及情绪。例如，当她不常出现的妈妈或妹妹来探望她时，她都会很害怕，甚至会哭，这种不好的情绪通常要维持好几天，使工作人员都不希望看到她妈妈和妹妹来探望！

亲人到机构探望患者时，应做好患者一开始不认识自己的心理准备，建议从过去熟悉的事务切入，带患者喜欢吃的食物给他吃、和他一起唱熟悉的老歌等。工作人员也要帮助家属获得愉快的探访体验。

3. 正视外在的压力

建议照护者不要太在乎八卦言论，但若这些不妥当或不正确的言论及想法来自家中的其他人，您则可以试着让他们了解照护的艰难及选择照护中心的考虑。例如可以让其他家属参与照护工作，让他们了解这样的情况已经超出自己的能力范围，需要专业医护人员，甚至是医疗团队来进行。

至于何时该放手？没有一个具体的答案。如同前面所说，每个失智症患者的病情、症状不尽相同，每个照护者的家庭情况、承受能力也有差异，因此，这条线变得模糊难分，只能根据当事人的情况而定。

选择合适的照护机构

为了让患者得到良好的照护，谨慎选择合适的照护机构是非常重要的，在选择时不要急，应慢慢地比较、评估，再做决定。可以从以下几点进行评估。

1. 有失智症照护专业能力

若照护中心的人员接受过失智症照护专业训练，则当患者出现问题行为时，专业人员会知道如何用非药物或非约束的方式来处理，这样一来患者的尊严及生活质量会比较高。虽然这种拥有失智症照护专业的机构是最佳的选择，但在台湾地区，这类专业机构数目仍嫌不足。

2. 离家近

尽量不要选择离家太远的地方。离家近，家属才可以时常去探视患者，一方面可以维持与患者的关系，另一方面也可以减低那种无法自己照护的罪恶感及社会压力。

3. 环境安全、卫生

观察照护中心的环境设计是否安全，通风、光线是否良好，卫生情况是否维持良好，中心的患者人数会不会太多，是否会产生过度拥挤的情况等。

4. 文化环境相同

如果能按照患者的背景来选择合适的机构是最好的。例如有的照护中心因地域关系，可能会有语言使用上的差异（闽南话、客家话、日语、国语），有的机构会设计不同的活动（写书法、打麻将、泡茶聊天……），如果能选择患者习惯的环境，有助于患者早日适应日间照护中心的生活。无法区分出哪一家比较好，家属要自己去评估、判断。事实上，当失智者发展到重度阶段时，即使两个人使用不同的语言，还是能相处得很好，因此这些都只是参考因素。

5. 工作人员的态度良好

可通过观察工作人员与患者的互动情况，以及处理问题的方式，来判断患者是否能受到良好的照护。

6. 经济考虑

每家照护中心的收费不尽相同，家属应问清楚，并衡量家庭的经济情况再做决定。

在面对实际的个案时，往往看到很多到了该放手的时候却不愿（或不知如何）放手，因而十分痛苦的照护者及家属。当他们知道可以放手让别人来照护，不但照护质量佳，且付出的人力与财力不会增加很多，这时他们才会恍然大悟："原来别人也都这样做，我也可以这样做，而且这样反而可以获得更好的结果，"进而将心里的一块大石头放下。

part 3
自我照护篇

照护的工作辛苦且漫长，照护者在长期的身心疲劳下，
可能成为另一个"隐形患者"。
为了不让这种情形发生，
照护者在照护患者的同时，还要懂得照护自己，
除了善用各方资源，让自己拥有休息的空间之外，
更要让自己及家人清楚明白：
唯有健康快乐的照护者，才能提供良好的照护质量。

面对家人罹患失智症的历程

如同人在患了重病之后会有的心理历程,一般当家中的长辈被诊断出患有失智症时,家属心中同样会经历否认→商议→愤怒→接受→适应等五大阶段反应。

第 1 阶段:否认

"不可能吧,他看起来那么健康正常!"

第 2 阶段:商议

"我辞掉工作、牺牲自己,全力照护他,要换得他的痊愈……"

第 3 阶段:愤怒

"为什么这样的事会发生在我身上?""为什么努力照护,他还是退化?"

第 4 阶段：接受

接受事实、开始寻求治疗及照护方法，并与家人商量照护分工。

第 5 阶段：适应

逐渐掌握照护的诀窍，在不舍中享受照护的历程。

就像俗语所讲的"一样米养百样人"或"家家有本难念的经"，每位照护者所遇到的情况都不一样，且鉴于每位照护者及病患的背景、个性迥然不同，因此在面对问题时处理的方法上，也因人而异。一般而言，照护者或患者的关系有以下几种类型，以前两者为主：

★ **配偶照护配偶**：例如丈夫照护妻子或妻子照护丈夫；

★ **晚辈照护长辈**：例如子女照护父母、孙子女照护祖父母，或媳妇（女婿）照护公婆（岳父母）等；

★ **平辈照护平辈**：例如哥哥照护弟弟、妹妹照护姐姐等；

★ **保姆照护雇主**。

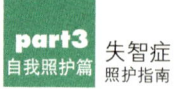

不同角色面临的挑战

配偶：须花更长时间，才能接受老伴患病的事实

不同的角色会遇到不同的照护问题，在面对问题时的反应也不同。从临床上看，如果配偶患病，通常要花上较长时间，才能真正接受对方已经生病的事实。

患者开始有异常的行为发生，配偶通常会把它当成是"老了"的一种现象。有时候对方的不可理喻，会被解释成"反正他就是老番癫"，而采取"不要理他就好了"的态度。如果过去两人有情感上的冲突，也常会被拿来当成患者异常行为的原因，认为："他就是对我有成见，所以现在会这样对待我。"

最近有位朋友向李太太反映，好几次打电话给李太太，但恰巧她不在或不方便接电话，朋友请接电话的李先生留话，但最后都发现李先生没有把话传达给李太太。事后李太太质问他，李先生只说："有吗？我不记得了！"李太太心里很生气，认为这是先生不重视她、没有把她的事放在心上，才会总是忘记。

这种情况持续了好久，直到后来先生忘记事情的频率愈来愈高，李太太才开始觉得不对劲。后来带先生去看医生，经过医生诊断，才知道原来先生患上了失智症。

＊＊＊

陈太太一直不相信自己的先生患有失智症，因为她觉得："他看起来很正常啊！就是'懒'！"所以当陈先生又忘记或做错什么事时，陈太太总是会用责骂的方式来对待他，认为他是故意或不用心的。甚至当先生在过马路时动作比较慢，有时陈太太也会忍不住捏他一把让他动作快一点。

上面这种情况常发生在配偶之间。因为共同相处了几十年，有既定互动模式及对彼此的看法，加上对疾病不了解，所以在初期时配偶往往无法用"疾病"的观点来看待对方的异常言谈及行为。通常要等到对方出现更严重的失智症状之后，配偶才会慢慢接受对方患病的事实，因此对于配偶而言，这段路走得较久，感受也特别辛苦。

简先生在患失智症之前，一直是家中的支柱，大小事全由他处置。所以当他患病、变得需要家人照护后，简太太非常难接受。简太太一直希望寻求"治愈"失智症的方式，甚至不惜带着先生远赴美国，希望能让先生的病"痊愈"。

但其实，失智症的治疗并不容易。上面例子中的主角选择到美国寻求进一步治疗，虽然治愈希望不大，但至少美国的医疗水平是受肯定的，最怕是病急乱投医，到处寻求"秘方"，则不但对失智症没好处，乱吃药或做了一大堆没必要的检查，结果可能是花了一大笔冤枉钱、最后还伤了身体。

晚辈：从遵从指令到发号施令，心态转换需时间

徐小姐结婚后跟公婆住在一起，生了宝宝后，徐小姐辞去工作在家相夫教子、照护公婆。因为夫家较传统，公婆的地位在徐小姐心中是"神圣不可侵犯"的，然而，已年过70的公公后来却患了失智症。

公公患病之后，常会随意躺在客厅地上睡觉，或拿走孙子的物品而不告知，有时，还会跟孙子抢东西吃。徐小姐感到困扰不已，因为公公的威严在她心中仍然存在，她实在没有办法去管束公公的行为。

* * *

王先生照护患中度失智症的父亲，父亲现年75岁，是退休的大学教授，过去管教子女十分严格，子女一向只能服从，不得有任何违逆。父亲失智后常出现异常行为，如半夜要去学校准备授课，当王先生制止他时，父亲勃然大怒，令孝顺的他十分为难。王先生表示，一向对父亲唯命是从，但失智之后的父亲变得需要子女管理，角色很难转换。

对子女或媳妇而言，以往在家拥有权威的长辈，现在变成事事需要家人照护，晚辈甚至必须"指示""引导"长辈去做一些事情，这种角色互换，让晚辈在初期需要一段时间调整心态。

此外，如果子女或媳妇有自己的小孩，则他们既要照护患病的长辈、又要照护小孩，所花费的精力是双倍的。例如当孩子在做功课时，患者可能抢小孩的书本，或跟孙子抢糖果、玩具；或患者在家坐不住、想要出去，但家里又没有人可以照护小孩时，这个时候该照护谁，常会令照护者感到两难。

照护者面临的压力

无论是哪种角色的照护者,如果长期与失智症患者相处,都会产生某种程度的压力。

这些压力包括:

★ 生理压力。

★ 情绪压力。

★ 经济压力。

★ 社会压力。

生理压力

患者日夜颠倒,导致照护者失眠或睡眠不足;常陪伴患者出门走长时间的路,体力不支;长期照护压力导致免疫系统功能下降,照护者较易生病。

作者于 1991 年针对失智症照护者所做的研究结果显示,1/8 的照护者表示照护失智亲人后容易生病,1/4 的表示健康状况愈来愈差。

情绪压力

1. **失落与哀伤**

看着自己的配偶、亲友患了失智症,记忆力逐步退化,一点一滴地丧失生活能力,直到连自己的配偶、子女也不认得,这个过程往往令照护者心碎,觉得对方虽仍在世,但感觉上却已失去他。很多人常无法接受面对患者退化的事实,期待有奇迹出现,但当患者治愈的机会愈见渺茫,照护者心中总有万般不舍及伤痛。

父亲一向是赖先生从小到大的靠山,因为父亲不仅努力赚钱让一家大小不愁吃穿,更从不吝惜为家人付出爱与关怀。对赖先生而言,父亲能干、幽默、正直,简直无人能比。父亲一向身体硬朗,后来却患了失智症。眼看着父亲的认知功能一点一滴地退化,无法操作平常熟悉的事物,后来甚至常把家人误认为别人,赖先生感到万般心痛与不舍。他说,自己是很坚强的一个人,但是当父亲第一次对着他说:"你是谁?我觉得你很面熟!"他的眼泪也忍不住掉了下来,深刻体认到这条"说再见"的路,好心酸。

2. **罪恶感**

当患者出现不适当的行为时,照护者可能会忍不住加以责骂，在辛苦的照护过程中，会萌生放弃或将患者送到照护中心的念头，这些都可能让照护者产生罪恶感。

孙太太的婆婆患了失智症之后，到处跟人讲媳妇的坏话，告诉别人媳妇虐待她，孙太太因了解那是疾病的关系，所以一直逆来顺受，也从未抱怨。婆婆过世后数年，孙太太竟发现自己的先生也患了失智症。原本认为可以松一口气的孙太太，又要开始经历照护失智患者的艰辛，这个打击对孙太太而言实在太大了。虽然孙太太细心地照护先生，但心底却也隐隐希望能早日"解脱"，然而，每当这样的念头出现，她总是会有很深的罪恶感。

3. 愤怒

愤怒的情绪可能是因为患者的不可理喻和不当行为，可能因为其他家人不伸出援手及闲言碎语。如果生病的是配偶，可能埋怨患者生病丢下自己一人承担一切等。

连妈妈有一天身着睡衣到门口拿挂号信，返至家门时，发现失智的先生把门反锁，连妈妈着急地叫先生开门，可是先生却坐在沙发上笑，连妈妈非常生气，在无技可施之下，只好穿着睡衣向邻居借电话请锁匠来开门。

* * *

照护失智母亲的陈小姐生气地说："照护母亲并不困难，

最难的是如何面对兄弟姐妹间责任的分担及对照护的不同看法。有时心想，宁可没有这些兄弟姐妹。"

* * *

廖太太虽只是小学毕业，但却有一位高学历的丈夫。廖先生平时对太太疼爱有加，有空时会帮忙做家事，减轻太太的负担。平时家中的开销账务、投资、保险等事情，也都由廖先生一手包办。但不幸地，廖先生在60多岁时患了失智症，家中大小事一下子全都落到廖太太身上。廖太太实在无法接受，生气为何先生要生病，让她到了五六十岁还要学着处理那些事。

4. 困扰及困惑

患者的不当行为会导致照护者的困扰，对疾病及其行为的不了解，则容易使照护者产生困惑。这些都会使照护工作更显艰难。

王太太患有中度失智症，在家吃饭都要人喂，但是出门和朋友聚餐时就可以自己吃，在家需要家人协助穿衣，但在日间照护中心会自己穿；当帮助王太太洗澡时，王太太会大喊："救人哦！强奸哦！"这些经验都令家属觉得困扰。

5. 孤独

为了全心照护患者，照护者往往得辞去工作、离开自己的社交圈，每天面对同一个患者，让照护者有强烈的孤独感。若家人不能体谅、支持照护者的辛苦，则照护者更觉孤军奋战而产生无力感。

经济压力

若是父母患病，则必须有人辞去工作在家照护父母，家庭收入减少，或者聘看护照护，因而增加支出，加上照护上的各类开销，对一般上班族而言，都是很大的压力。

社会压力

失智的父母常在外控诉子女不孝、媳妇虐待，有些出现不雅举动，甚至有男性患者骚扰女性，让家人十分尴尬，须承受他人异样眼光。

社会上一般的刻板印象，认为照护工作是女性应承担的工作，而男性只要专心发展事业就好。虽然时代已改变，两性在事业发展及家庭责任上日渐同等，但许多女性仍承受不平等的待遇。社会上仍普遍崇尚牺牲奉献精神，导致照护者不敢表达需求，认为再苦也要咬牙撑下去，无形中增加照护者身上的社会压力。

照护者十大心理调适

张小姐总是每周准时带着患有失智症的母亲到医院来就诊。医生发现,虽然张小姐十分关心母亲的病情,总是非常有礼貌地向医生询问各种关于母亲的问题,但张小姐眼神中不但透露着焦虑,也显出疲惫。

有次医生为患者做完检查之后,转身对张小姐说:"你母亲的情况目前还好,但是你比她还需要看医生!"张小姐听医生这么说,顿时感到十分错愕,张开嘴巴说不出话来,但也就在那一瞬间,张小姐长时间因照护母亲而累积的压力及沮丧,竟让她的眼泪不受控制地流了下来。

照护一个失智症患者是非常辛苦的,这种辛苦只有亲身经历者才能体会。有人认为,既然失智症患者的记忆、认知功能退化、行为能力不足,那么只要把他们当成小孩一样照护、对待即可,然而这样的认知并非完全正确。

一个正常的孩子会因为大人的照护而日渐学习、成长、进步,但对一个失智老人而言,无论他受到多周到的照护,却只会每况愈下,最好的情况也只是因照护得当,而使病情恶化的速度减缓而已。因此,照护者在承担照护患者的重大责任时,常会感到无奈而沮丧。

为了全心照护失智症患者,照护者常在无形之中把太多压力加在自己身上,不但影响自己的日常生活,甚至造成生活或身体上的不适。因此照护者往往成为患者背后的隐形患者或第二受害者。所以,照护者学习调节自己的身心压力,使自己在辛苦的照护过程中不至于崩溃是非常重要的事。

① 我健康,患者才健康!

✗ **常见的误区**:只要患者好就好,我没关系!
○ **合理的想法**:唯有我健康快乐,才会有健康快乐的患者!

很多照护者都会有"只要患者过得好就好"这种委曲求全的想法。照护者以为,只要他尽全力照护患者,患者就能够很健康,甚至有一天能奇迹般地复原。但当照护者发现,无论他再怎么努力,都无法使患者恢复到原来的样子时,通常会觉得自己很失败。到目前为止,失智症仍是无法治愈的,最大的目标是减缓患者的恶化速度,而照护失智症患者绝对是"长期抗战"。

因此和照护患者一样,照护者一定要先照护好自己,不但要吃得好、睡得饱，持续运动，养成规律的生活习惯，还要每天快快乐乐地生活。因为，没有健康、快乐的照护者，就没有好的照护质量，也就没有健康、快乐的患者。

② 有足够休息，才能照护好患者！

✗ **常见的误区**：我要用生命中的每一分钟、每一秒钟来照护患者，直到他痊愈为止！

○ **合理的想法**：唯有适当地让自己喘息，才能有更好的照护质量！

休息是为了走更长远的路，在这场艰难的战役中，喘息对照护者而言，是绝对必要的。无论家中事务有多繁重、照护患者的工作有多琐碎，照护者一定要安排时间让自己喘口气，没有一个照护者能一天 24 小时都把注意力集中在患者身上。

更重要的是，要让喘息成为例行公事，而非祈求他人施舍的恩惠。喘息的时间让照护者可以舒解压力、获得新的力量，在照护患者时才能有更好的耐心，照护方法及技巧也才会更纯熟。

喘息的方式有许多，每种方式能否有喘息效果因人而异，因此须依个人喜好、感受选择合适的喘息方式。

许多家属参加家属团体，患者由工作人员照护，家属觉得这就是很好的喘息机会。有的家属安排长辈参加日间照护中心的活动，白天可做自己想做的事。另外，有些家属在周六日有其他亲人轮流照护患者，主要照护者可安排活动过个放松的周末。

③ 支援愈多，愈能事半功倍！

X 常见的误区：我一个人承担就好，我还撑得下去！
O 合理的想法：如果有更多人的帮助，可以将照护工作做得更好！

对某些人而言，开口求助是非常困难的事情。有的人觉得，向外界求助代表自己不够孝顺、不够能干或不愿意做照护工作；但人的能力是有限的，总会有需要他人帮助的时候。孤军奋战通常导致两败俱伤，不但照护者的身心健康严重耗损，失智症患者也得不到应有的、良好的照护，甚至可能受到某种程度的虐待。

寻求外界的帮助，不代表自己不负责任，相反地，在外界的帮助下，患者可以得到更好的照护。因此，一定要克服自己的心理障碍，选择自己需要、适合自己和家人的服务，做长远的规划。

记得，要充分利用社会福利资源，在这个过程中有困难时，可向相关咨询单位求助。

刘太太原本自己照护 70 岁的失智先生，两年下来身心疲惫，在犹豫半年后，送先生至日照中心。2 个月之后，刘太太发现先生愈来愈有进步，她很高兴，自己也放心地参加日照附近的老人活动中心的课程，两人每天一同"上学"，生活惬意许多。

④ 一定有人可以帮助我！

✗ **常见的误区**：除了我，没有人能搞定他！
○ **合理的想法**：一定有更专业、更有经验的人，可以帮助我照护失智的亲人！

部分照护者只相信自己，不放心由其他人来照护自己患病的亲属。能独立完成照护当然很好，但人非万能，没有什么事非由谁来做不可。或许您做不好的事，交给别人做反而效率更

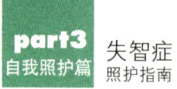

高、效果更好。试试看,您会有不同的发现!

许多家属表示患者会欺侮身边的亲人,家属在鼓励患者做运动、写字、收拾桌椅等活动时常遇到困难,但是换了别人照护或到日间照护中心过团体生活时,患者就肯做运动、唱歌等。这不代表家属照护不好,而是不同的人与环境带给患者不同的刺激,患者也会有不同的反应。因此,主要照护者也应放手让他人接手照护。

⑤ 情绪应疏导,不应压抑!

✗ **常见的误区**:为了照护好患者,我不该抱怨、生气,也没有时间沮丧!

○ **合理的想法**:我该诚实面对自己的坏情绪,要给坏情绪一个出口!

情绪变化是正常的、自然的心理反应。坏情绪是一个讯息,告诉自己"我受伤了""我的需要没有被满足""我很在乎他"等。

每个人都有情绪问题,只是表达的方式不同。当坏情绪产生时,完全不加控制任其爆发并不是成熟的表达方式,因为过度的压抑往往造成累积的坏情绪伺机找另一出口爆发，后果更难收拾。

面对坏情绪最理智的反应是倾听情绪、接纳情绪、给情绪一个出口，可以找人谈一谈，可以给自己一点休息的空间，可以通过运动来发泄情绪，可以做自己喜欢的事来转移注意力，都能让情绪得以抒发。

50 多岁的许小姐独自照护 80 岁的母亲，母亲常上演的戏码是赶女儿出门，甚至报警请警察将她女儿带走，许小姐在家属团体中诉说自己的经历时泣不成声，说胸口好像压了一块大石头，而在与其他亲人分享挫败委屈的经验之后，许小姐感到胸口的石头变小许多，舒服多了。

⑥ 我做的是很有价值的事！

X 常见的误区：我每天照护一个永远不会康复的患者，对社会没有贡献，没赚钱又没社会地位，变成了一个没用的人。

O 合理的想法：照护生病的家人对整个家庭、社会都有重要的贡献。我是一个有价值、值得被尊重的人！

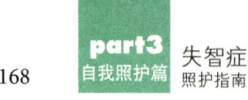

失智症患者不能复原是无法改变的事实，而不是照护者照护不周的问题，所以不要责怪自己、否定自己的价值。要经常告诉自己，照护生病家人的工作是非常重要的，经常肯定自己做此工作是很有价值的。告诉自己及家人，在家照护失智症患者与外出工作一样重要，一样对我的家庭和社会有巨大的贡献。

⑦ 肯定并奖赏自己

✗ **常见的误区**：照护家人是天经地义的，没什么好鼓励的。
○ **合理的想法**：我做的事情很重要，值得鼓励与肯定！

别忘记每天称赞自己，适时奖励自己、做自己喜欢的事、买喜欢的衣服、看个电影、安排时间去唱唱卡拉OK、享受SPA等。

陈小姐平日负责照护妈妈，她深怕自己在照护过程控制不好情绪，所以她每星期会找一次机会逛街，买自己喜欢的衣服或饰品，或者和朋友唱卡拉OK，作为给自己的奖励，让自己保持愉快情绪。

8 应多与他人交流学习照护技巧

X **常见的误区**：家人患有失智症已经够让人烦恼的了，我只要尽力照护他就好，不用跟别人说，而且跟别人说也没有用。
O **合理的想法**：我应该多多和有相同经历的人交流，学习更多的宝贵经验。

照护失智症患者是一个相当长的过程，在这个过程的不同阶段有不同的挑战，这些挑战不但耗费体力，同时也耗损心力。

照护的长期过程需要有人陪伴、给自己打气鼓励、需要有人可以倾吐心中压抑的情绪，倒出心中的垃圾，才能再装入新的能量和信心，让照护者有足够的力量完成照护工作。配偶、亲人、朋友、支持团体的伙伴、咨商人员等，只要是可信赖、能接纳您、愿意倾听您心声的人，都可以考虑。

另外，经常参加支持团体的活动，和有相似经验者分享经验，对照护者有很大的帮助。就算患者过世后，还是可以继续参加团体活动。

陈太太负责照护轻度失智的婆婆，婆婆生活能自理，照护问题还不多，但是陈太太和家人商量之后，决定坚持参加家属团体及失智症讲座，希望早些了解各种可能出现的问题，及早预防或做准备，让家人能从容照护，且有好的照护质量。

⑨ 写下照护日志，方便他人接手

✗ 常见的误区：太累了，没时间记录照护的细节，就算写了，也没人会看！

○ 合理的想法：分享自己的照护方法，对他人有帮助，对失智亲人更好。

每位失智患者的照护诀窍有其独特性，因此，为帮助其他照护者尽快进入状态，照护者平时有空又不太累时，要记下照护的诀窍。例如：

★ 如何引导患者刷牙洗脸、吃饭、洗澡、服药。

★ 每天排便、出门散步、睡眠等的例行时间。

★ 喜欢吃的食物、听的音乐、话题、节目与禁忌。

★ 最听谁的话。

★ 常出现的行为问题及处理方法等。

林小姐与其他4位兄弟姐妹轮流照护失智的妈妈，并以林小姐为主要照护者，但平时每个人的照护方法都不同，谁也不听谁的，令林小姐很困扰，对照护也造成了不良的影响。

后来她制作了照护日志，同时邀请兄弟姐妹一同记录，渐渐地，大家照护方法趋于一致，效果也很好。于是，林小姐在家属团体中向其他人推荐这个方法。

⑩ 在不影响照护工作的前提下，应有正常的社交活动！

✗ 常见的误区：在家人患病期间，我应该把自己所有的事放下，等以后再说。

○ 合理的想法：即使要照护患者，我也会在条件许可时，尽量维持原有的社交圈及活动。

很多照护者为了将失智症患者照护好，往往会义无反顾地把自己原有的爱好及社交圈都放弃了，因为大多数人认为，等照护任务完成时，再重新拾回这些兴趣也不迟。

但事实上，我们一再地提醒，照护失智症患者是一个长期的任务，无法预测何时会结束，彻底放弃自己原有的兴趣及社交活动，等到多年以后再回头，可能发现对原有喜爱的活动已生疏，或早已物换星移。

很多这样的照护者在任务结束时，会觉得生活失去了重心，变得茫然无目标、空虚、不知所措，有些甚至出现抑郁症状。因此，在照护过程中，照护者仍要给自己留有一定的生活空间，和老朋友聚会、参加社团等，这些活动不但可调适照护压力，也是为未来生活预作安排。

陆伯伯在送太太至日间照护中心之后，每周固定时间到失智症协会担任义工，不但可帮助别人，还可以结识不同的朋友。经过一段时间，他的生活与心情获得了良好的调适，原有的抑郁情绪获得显著改善。

照护者的常见误区和合理的想法

常见的误区	合理的想法
只要患者好就好，我没关系	只有我健康快乐，才会有健康快乐的患者
我要用生命中的每一分钟、每一秒钟来照护患者，直到他痊愈为止	只有适当地让自己喘息，才能有更好的照护质量
我一个人承担就好，我还撑得下去	如果有更多人的帮助，照护工作可以做得更好
除了我，没有人能管好他	一定有更专业、更有经验的人，可以帮助我做好照护的工作
为了照护好患者，我不该抱怨、生气，也没有时间沮丧	我该诚实面对自己的坏情绪，并给坏情绪一个出口
我每天照护一位永远不会复原的患者，对社会没有贡献，没赚钱又没社会地位，变成一个没用的人	照护生病的家人对整个家庭、社会都有重要的贡献。我是一个有价值、值得尊敬的人
照护家人是天经地义的，没什么好鼓励的	我做的事情很重要，值得鼓励与肯定
家人患有失智症已经够让人操心的了，我只要尽力照护他就好，不用跟别人说，而且跟别人说也没有用	我应该多多和有相同经历的人交流，学习更多宝贵经验

续表

常见的误区	合理的想法
太累了，没时间记录照护的细节，就算写了，也没人看	分享自己的照护方法，可增加他人照护的成功经验，对失智亲人更好
在家人患病期间，我应该把自己所有的事放下，等到以后再说	即使必须照护患者，我也会在条件许可时，尽量保持我原有的社交圈及活动

照护者的十大权利

照护者是人，当然有作为一个人的基本权利。但许多时候照护者会忘了自己的需求，让照护工作几乎成了生活的全部，即使知道自己需要调整也觉得应以照护患者为重，而不应找理由推托照护的工作。长期下来，累积的疲惫造成照护者身心崩溃。

因此，为了走更长远的路，以及有良好的照护质量，照护者必须谨记"照护者的权利"，同时也应让所有家人了解，无论是谁担任照护者的角色，都拥有这些权利。

- ☑ **我有权利照护自己。**
  这不是自私，这可以让我为失智症患者提供更好的照护。

- ☑ **我有权利寻求别人的帮助（即使有亲人反对）。**
  因为我了解自己的能力与耐力的限度。

- ☑ **我有权利保持我的个人生活。**
  和过去失智亲人仍健康时一样。

☑ 我有权利在合理的范围内做一些"只为我自己"的事。

　　因为我已经做了我能为失智亲人做的事。

☑ 我有权利偶尔表达坏情绪。

　　因为在我长期辛苦的照护工作中，难免会产生挫折、生气甚至抑郁的情绪。

☑ 我有权利拒绝其他亲人有意无意利用罪恶感、生气、抑郁来操纵我。

　　因为我已经尽力扮演好一个照护者的角色。

☑ 我有权利接受他人的体恤、关怀、谅解并接纳我对失智亲人所做的事。

☑ 我有权利对我所做的事感到自豪，为我的勇气鼓掌。

☑ 我有权利保护我的独立性，保护追求个人生活的权利。

　　当失智亲人不再需要我全时间照护时，这可以支撑我生活下去。

☑ 我有权利期待并要求国家对失智者及照护者有进一步的帮助。

注意危险征兆及警讯

身为照护者,肩负着照护患者的重任,千万不要让自己变成另一个患者。您可以试着做以下的测验。

您有抑郁症吗?

请根据您最近几个星期的情况,回答以下几个问题。

	没有	偶尔	常常
1. 容易感觉心情难过、没有希望或没有用	0	1	2
2. 觉得对不起别人、有罪恶感	0	1	2
3. 有自杀的想法或计划要自杀	0	1	2
4. 失眠或睡不好	0	1	2
5. 平时的表现突然变差很多(例如:工作、学业)	0	1	2
6. 常常无精打采或易怒	0	1	2
7. 注意力无法集中、记忆力变差很多	0	1	2
8. 感到烦躁、焦虑不安	0	1	2
9. 吃不下东西或者常常暴食	0	1	2
10. 对以往喜爱的事物失去了兴趣	0	1	2

测验结果分析

总分11~20分:危险!您很有可能已经罹患忧郁症,建议您应该寻求精神医疗或心理咨询的协助。

总分5~10分:小心喽!您目前已经有一些忧郁的症状出现,建议您注意调节情绪,以免问题恶化。

总分0~5分:恭喜您!您目前的情绪尚在正常范围。

注:本表格摘自《念头一转,心就不烦》一书(城邦原水文化出版)。

请随时留意自己的身心状况，除了上述测验，如果您也发现自己常感到疲惫不堪、体重明显改变，或发现自己逃避社交活动、不想与人交谈，可能是生病的前兆，应及时寻求帮助或及时就医。

换个角度思考，生命更丰富！

圣严法师说过："山不转，路转；路不转，人转；人不转，心转。"照护的工作非常辛苦，但家中有失智症患者需要照护是无法改变的事实，如果只是一味地自怨自艾，或抱怨为何自己碰到这种事，不但于事无补，更容易陷入愁苦哀怨中。

事情是多面的，没有绝对的好坏、对错，当执着于某个念头而陷入泥沼时，便需要提醒自己换个角度来看。古人说："塞翁失马，焉知非福。"即使现在看起来是一件不幸的事，将来也许因此而有意外的收获。

当想法改变时，心情也会随着转变。像有许多照护者会说"能照护家人是一种福气"，或说"能从碰到的问题中找到解决的方法，也是一种享受与成就感"等。

照护失智患者的路虽然辛苦，但过程中也有许多甘美。

有照护者表示：

★ 这是这辈子和爸爸最亲密的时候，从来没想到可以和爸爸这么亲近，觉得很享受。

★ 每天抱抱、亲亲妈妈，和妈妈说说以前的事，觉得放下工作、享受亲情很值得。

★ 孩子看着我们在照护父母，也是一种学习，可说一举两得。

此外，在照护过程中，也要常常转变思想。例如当必须将失智症父母送到赡养中心或日间照护中心时，子女常会有罪恶感，父母也觉得凄凉、悲哀，但换个角度想，好的赡养中心令父母获得好的照护，和其他老人一起参与活动，生活会更生动、有趣，子女也获得喘息，保住了健康、家庭和工作。只要能够换个角度想，很多事情就变得容易解决多了。

陈先生挣扎了3个月，考虑了很多，终于忍痛将父亲送去养护中心，之后心里仍饱受自责煎熬，天天打电话了解父亲的状况。一个月后某一天，他打电话问候父亲状况时，父亲告诉他："我现在在这里很忙，你不用担心我啦！"儿子百感交集，心中的大石头终于放下。

此外，像是在照护过程中安排一些适合自己和患者的活动，就可令生活更有意义。例如利用怀旧活动，听听老歌，看看老照片、老电影、旧地重游等，和患者谈谈过去种种回忆，都是非常温馨且珍贵的，不但有助于患者的心情愉悦，而且更丰富了照护者的生活经历。

愈来愈多的家属表示，虽然失智亲人说不出照护者姓名，不知他是谁，甚至会骂照护者，说他是别人，但是其实在心灵深处，患者清楚知道谁是最照护他的人，这是令辛苦的照护者最感安慰的地方。

part 4

附 录

失智症相关评估方法说明

简易智能测试
(Mini-Mental State Examination, MMSE)

是目前在临床及研究上,最被广泛使用的工具,可快速评估老年人的认知状态。应用于发病初期、进展中及严重的阿尔茨海默病患者,并用以评估治疗试验的结果。

施测过程约 10 分钟,测试内容包括对时间与地方定向能力、注意力、立即记忆与短期记忆、语言能力、视觉绘图能力等。总分共 30 分,受测者从正常(30 分)到严重障碍(0 分)。阿尔茨海默病患者平均每年改变 3 分。

认知功能障碍筛检量表
(The Cognitive Abilities Screening Instrument, CASI)

CASI 是一个评估认知功能的工具,可用来区分失智症与非失智症患者,并能监测疾病的进行,并提供认知功能障碍的模式。

其包含 20 个项目,如:注意力、计算、短期记忆、长期记忆、时间及空间定向、语言能力、视觉空间结构、抽象思考、判断、语言流畅等的评估。满分为 100 分，但需根据性别、年龄、教育程度来对照 CASI 的常模转换，判断为正常还是异常。

阿尔茨海默病评估量表之智能部分
（ADAS-Cog）

此量表是相当基本的评估工具，可借此观察疾病的进展及可能的治疗效果。ADAS-Cog 比 MMSE 更完整及敏感，总得分共 70 分，从正常（0 分）到严重障碍（70 分）。在所测试项目中涵盖下列认知功能：记忆力、语言、定向感、简单工作（举止）。未接受治疗的阿尔茨海默病患者，每年改变约 5~10 分。轻度至中度患者，分数通常在 15~25 分。

绘钟测验

"绘钟测验"又称"画时钟测验"，可用来了解接受测试者的视觉空间及建构方面的概念，是目前分辨阿尔茨海默病最简单且有效的方法之一。受测试者会被要求在纸上画一个圆形时钟，并填上阿拉伯数字 1~12，接下来医生会指定一个时间点（例如 9 点 40 分），请受测试者画上时针与分针。功能正常者，能画出数字的正确位置与时间，但功能异常者所画的时钟会跟现实有距离，甚至会把代表时间的数字画出圆框外（如下图）。

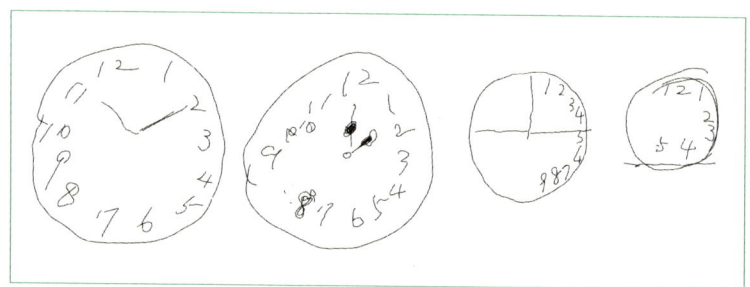

失智症者所做的绘钟测验图。由左至右分别代表失智程度轻到重。（本图由台大医院神经部陈达夫医生提供）

临床失智症量表（CDR）

	记忆	定向感	判断及问题解决能力	小区事务	居家功能及嗜好	个人照护
CDR=0 （健康）	·无记忆丧失 ·偶尔遗忘	·人、事、地定向感正确	·能将日常问题（包括财务及商业性事务）处理得很好 ·相较于从前，判断力仍然良好	·能独立处理有关工作、购物、业务、财产和小区活动	·家庭生活、嗜好及知性与兴趣仍维持良好	·能自我照顾
CDR=0.5 （疑似或轻微）	·轻微的遗忘 ·对事件片段的回忆 ·良性的遗忘	·除了对时间顺序稍有困难外，其余均正常	·对解决问题及分析事物之异同稍有困难	·对上面列出的活动有轻微障碍	·对上面列出的活动有轻微障碍	·能自我照顾

续表

	记忆	定向感	判断及问题解决能力	小区事务	居家功能及嗜好	个人照护
CDR=1（轻度）	·中度记忆丧失 ·对最近事物时常遗忘 ·影响日常生活	·中等程度时间顺序困难 ·对人地定向感正常 ·有时会找不到路	·对解决问题及分析事物之异同有中度困难 ·社交判断仍合宜	·虽参与上面列出的活动但无法独立之，偶尔仍有正常表现	·家庭功能有轻微（且确实）的障碍 ·放弃复杂外务、嗜好和兴趣	·需要时常提醒
CDR=2（中度）	·严重记忆丧失 ·只记得很熟的事物 ·无法记得新事物	·对时地定向感经常有严重的困难	·对解决问题及分析事物之异同有严重困难 ·社交判断通常有障碍	·无法独立胜任家庭外的事务，但外表看来正常	·只能做简单的家务 ·局限的兴趣勉强维持	·在穿衣、个人卫生及个人其他功能上需要协助
CDR=3（重度）	·严重记忆丧失 ·只有片段记忆	·只有对人的定向感正常	·无法判断及解决问题	·无法独立胜任家庭外的事务，且外表看来即有病态	·在家庭中已无显著功能 ·整天在自己房间	·个人卫生差 ·需要专人协助
CDR=4（深度）	·说话无法使人理解或不相关，无法理解他人的话语或遵照简单指示；偶尔认得配偶或照护者 ·用手而较少用食器进食，需要人家帮忙 ·大小便失禁 ·大部分时间无法行动，在扶助下可走几步 ·甚少外出，常出现无目的的动作					

记忆	定向感	判断及问题解决能力	小区事务	居家功能及嗜好	个人照护
CDR=5（末期）	· 无法理解他人说话或没有反应，无法辨认家人 · 需人喂食，可能会有吞咽困难而需使用鼻饲管喂食 · 大小便失禁 · 卧床，无法坐立、站立，肢体收缩				

注 判断失智症程度必须由训练有素的专业人员执行。

· 临床失智症量表包含 6 个功能项目：记忆、定向感、判断与解决问题、小区事务、居家功能及嗜好、个人照护等，并将这 6 个项目分成 0~3 的五个功能程度。
· 0 代表健康，0.5 代表疑似或轻微障碍，1 代表轻度障碍，2 代表中度障碍，3 代表重度障碍。
· 评量时以记忆为主要项目分数，其他为次要项目，归纳后得到最后的 CDR 分数。
· CDR=0，代表正常或无失智，CDR=0.5 代表疑似或轻微失智，CDR=1 代表轻度失智，CDR=2 代表中度失智，CDR=3 代表重度失智。较严重的患者，已无法作有意义的沟通或接受指示动作，分数 CDR=4 代表极重度（深度）失智，CDR=5 代表末期失智。

结构式临床失智量表
（Structured Clinical Dementia Rating, SCDR）

用来评估因"认知障碍"而产生的功能退化程度，而其功能退化程度，是与未罹患认知障碍时之功能程度进行比较。

此量表融合了日常生活活动（包括进食、轮椅与床位间的移位、个人卫生、上厕所、洗澡、行走于平地上、上下楼梯、穿脱衣服、大小便控制等），与工具日常生活功能（包括上街购物及外出、食物烹调、家务维持、洗衣服等）的测定于其中，因此做完测定之后，可以获得临床失智症量表、日常生活活动量表及工具性日常生活量表三项结果。

失智症的实验室检查

必要常规检查	特殊病情需要
・血液常规（CBC） ・生化检查（肝肾功能） ・维他命 B_{12} 浓度 ・甲状腺功能 ・梅毒血清检查 ・脑部计算机断层或磁振照影	・血沉 ・艾滋病检查 ・胸部 X 光、尿液检查 ・神经心理测验 ・脑脊髓液检查 ・脑电波 ・单光子计算机断层检查（PET/SPECT）

图书在版编目（CIP）数据

失智症照护指南 / 邱铭章，汤丽玉著. --北京：华夏出版社，2016.10

ISBN 978-7-5080-8899-0

Ⅰ.①失… Ⅱ.①邱… ②汤… Ⅲ.①阿尔茨海默病－护理－指南 Ⅳ.①R473.74-62

中国版本图书馆 CIP 数据核字(2016)第 162041 号

本著作中文简体版由成都天鸢文化传播有限公司代理，经城邦文化事业股份有限公司 原水出版事业部授权华夏出版社独家发行，非经书面同意，不得以任何形式，任意重制转载。本著作限于中国大陆地区发行。

北京市版权局著作权合同登记号：图字：01-2015-6228 号

失智症照护指南

著　　者	邱铭章　汤丽玉	
责任编辑	梁学超　苑全玲	
出版发行	华夏出版社	
经　　销	新华书店	
印　　刷	北京中科印刷有限公司	
装　　订	三河市少明印务有限公司	
版　　次	2016 年 10 月北京第 1 版	
	2016 年 10 月北京第 1 次印刷	
开　　本	880×1230　1/32 开	
印　　张	7	
字　　数	120 千字	
定　　价	39.00 元	

华夏出版社　地址：北京市东直门外香河园北里 4 号　邮编：100028
　　　　　　网址：http://www.hxph.com.cn　电话：（010）64663331（转）
若发现本版图书有印装质量问题，请与我社营销中心联系调换。